薬剤師実務のアウトカム

薬剤師の貢献を示す

アウトカム研究を始めるときに読む本

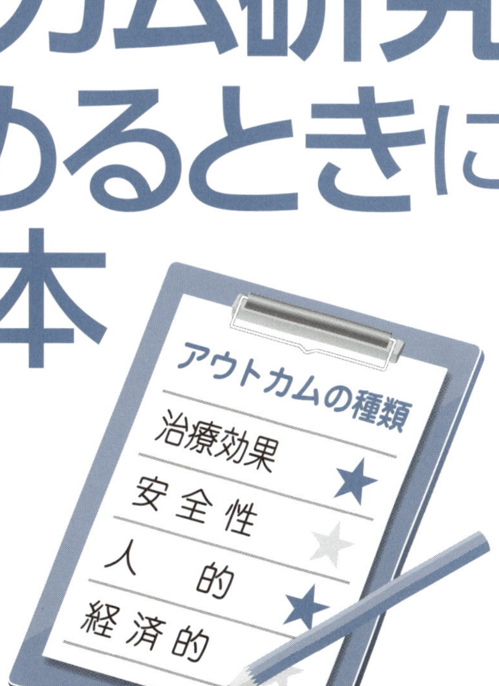

はじめに

　薬物療法の個別最適化、通院・入院・在宅医療における薬物療法の連続性の確保など、薬剤師に求められる役割は拡大しています。約30年前に、米国でファーマシューティカルケアの概念が提唱されましたが、薬物療法の適正化は、薬剤師がどう行動するかで大きく変わります。臨床現場の薬剤師が「患者のQOL向上に明確な成果をもたらすために薬物療法に責任を持つ」ために、他職種と連携して専門性を生かすことによって、薬物療法の質が向上し、患者や地域に利益をもたらします。

　そして、すでに多くの薬剤師は、患者との関わりの中で、効果的な関わり方（介入方法）に気づき、実践していると思います。その実践の成果を目に見える形で示すものが、薬剤師実務のアウトカム研究です。医療は、ストラクチャー、プロセス、アウトカムの各側面から評価されますが、薬剤師の専門性は「目に見えにくい」という特性を踏まえると、「どれだけやったか」（プロセス）だけでなく「どんな成果が得られたのか」（アウトカム）を分かりやすく示さなければ、薬剤師実務への理解は得られないでしょう。薬剤師が薬物療法の適正化に欠かせないことを薬剤師以外の人々に理解してもらう必要があります。また、薬剤師にとっても、自分たちの仕事の成果を認識するためには、目に見える形にする必要があります。

　本書は、これから薬剤師実務のアウトカム研究に取り組もうと考えている読者の参考となるように、「入門編」ではアウトカム研究を理解するための解説、「事例編」では国内の多くの学術論文からアウトカムの種類や研究デザインが偏らない構成となるように論文を抽出し、論文の著者に、その研究を行った背景、研究デザイン・結果の概要、課題などを執筆いただきました。

　アウトカム研究は研究だけで終わらせるものではありません。成果が得られたら、それを薬剤師実務にさらに生かしていく環境をつくることが重要です。アウトカム研究を通じて、薬剤師実務が発展することを心から願っています。

　2019年9月吉日

日本大学薬学部・教授
亀井美和子

執 筆 者 一 覧

（掲載順）

亀井美和子	日本大学薬学部 薬事管理学研究室
日髙　慎二	日本大学薬学部 医薬品評価科学研究室
大場　延浩	日本大学薬学部 病院薬学研究室
戸張　裕子	東京薬科大学薬学部 薬学実務実習教育センター
岡田　　浩	京都大学大学院医学研究科 社会健康医学系専攻健康情報学分野
鳥居　　綾	金城学院大学薬学部
野田　幸裕	名城大学薬学部 臨床薬学教育・研究推進センター 病態解析学Ⅰ
渡邉　文之	日本大学薬学部 薬剤師教育センター
田中　亮裕	愛媛大学医学部附属病院 薬剤部
田中　和秀	岐阜市民病院 薬剤部
橋本　保彦	神戸学院大学薬学部
北村　佳久	岡山大学病院 薬剤部
古田　勝経	医療法人愛生館 小林記念病院 褥瘡ケアセンター
庄司　雅紀	大阪薬科大学 社会薬学・薬局管理学研究室
山本　信夫	公益社団法人 日本薬剤師会
恩田　光子	大阪薬科大学 社会薬学・薬局管理学研究室
平山　匡彦	一般社団法人 長崎県薬剤師会
岡田　直人	徳島大学病院 薬剤部
石澤　啓介	徳島大学大学院 医歯薬学研究部 臨床薬理学分野
松原　和夫	京都大学医学部附属病院 薬剤部
池村　　舞	神戸学院大学薬学部
中浴　伸二	神戸市立西神戸医療センター 薬剤部
橋田　　亨	神戸市立医療センター中央市民病院 薬剤部

CONTENTS

入門編　アウトカム研究

事例編　薬剤師実務のアウトカム

◆喘息

◆禁煙

◆がん

◆精神疾患・統合失調症

◆透析

◆褥瘡

◆薬局・外来

薬剤師実務のアウトカム

薬剤師の貢献を示す アウトカム研究を始めるときに読む本

入門編
アウトカム研究

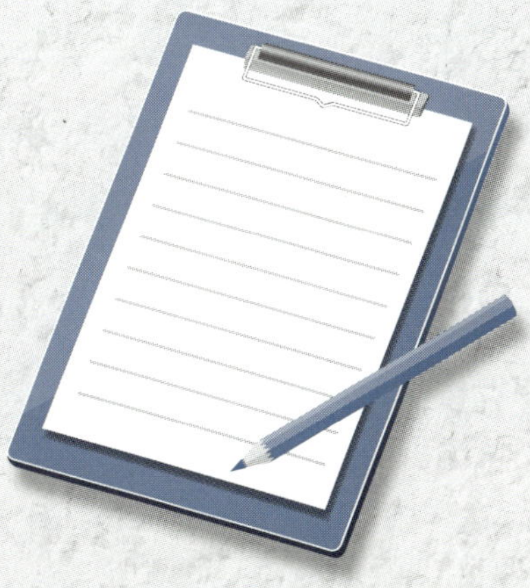

薬剤師実務のアウトカム研究が求められる理由

医療の質向上をもたらす「人の関与」に関する薬学研究

　薬学研究により創出される医薬品は、人類に多大な恩恵をもたらし、医療の質向上に大きく貢献しています。医薬品の研究は基礎研究から臨床研究まで幅広くありますが、１つの医薬品を世に出すまでのプロセスを考えただけでも、基礎から臨床まで数多くの研究が行われる必要性があると分かるのではないでしょうか。これまでの薬学研究は、このような医薬品としての価値があるかどうか、すなわち、モノとしての価値を評価する研究が主体であり、多くの成果を得てきました。

　一方、その価値を得るために必要な臨床現場での「人の関与」については、研究としての取組みの歴史はまだ浅いといえます。医薬品がモノとしての価値を発揮するためには、医療者や患者に適正に使用される必要があり、それができなければ、期待した価値が得られないばかりか、有害な結果をもたらすかもしれません。**医薬品の価値に影響する「人の関与」について、薬学研究として取り組むことは**、薬の適正使用、効果的な使用につながり、**医療の質向上をもたらします**。

薬剤師の薬物療法への効果的な関わり方を研究する

　薬学教育６年制課程が2006年（平成18年）にスタートし、臨床における実践的能力を培うための薬学教育が行われるようになりましたが、その教育の中で、薬剤師の薬物療法への効果的な関わり方について触れる機会は少ないのが現状です。薬剤師の効果的な関わり方を研究し、そのエビデンスに基づく学問領域を築き、薬学教育や薬剤師教育に反映させていくことが求められます。そのためには、薬学に関わるより多くの研究者と実務者が、薬物療法の現状、薬剤師の関わり方の現状に目を向けて、どのような課題があるかを認識し、その上で、薬物療法の適正化に対して人（薬剤師）ができることを実践し、それが有用であるか、現実の業務として実行可能かどうかなどを評価し、有用であればより多くの薬剤師が実践していくような仕組みを構築しなければなりません。有用性が認められたとしても実行可能性に課題があるのであれば、実行可能にするための教育や環境をつくるための活動も必要です。大切なことは、研究だけで終わらせず、薬学教育と薬剤師実務に反映させるための実践と活動であるといえます。

　薬剤師実務のアウトカム研究は、まだ歴史が浅い領域であるため、研究デザインや評価方法を修得する機会は少ないかもしれません。しかし、まだ明らかにされていない課題を見つける機会は多いはずです。その課題を薬学研究として取り組む人材が増えれば、薬学の発展と医療の質向上がもたらされるに違いありません。

薬物療法の質を高める薬剤師の役割への期待

「患者のQOL向上に明確な成果をもたらすために薬物療法に責任を持つ」という薬剤師の行動哲学（ファーマシューティカルケア）を1989年にヘプラーとストランドが提唱してから30年が経過しました。それ以前から、米国では薬物療法が適切に行われないことによる健康被害によって追加的な医療費を発生させていることが問題視されていました。そのような薬物関連の罹患や死亡を防ぐためには、薬剤師の専門的機能を根本的に変えなければならないという結論に行き着いたわけです。ファーマシューティカルケアの概念はすぐに米国以外の国にも広がり、臨床現場における薬剤師実務は、調剤や供給から、臨床薬学の概念に基づいた薬物療法の設計、治療モニタリング、患者に対するケアの実践へとシフトしていきました。この**ファーマシューティカルケアの概念に基づいて社会のヘルスケアニーズに応えていくと**、患者の服薬支援、問題点の把握と解決策の提案、処方設計への関与などのために薬学的な知見が必要不可欠となり、**薬剤師が薬物療法上の問題解決に欠かせない存在になります**。そして、薬剤師の業務は調剤からMTM（薬物療法マネジメント）やCDTM（共同薬物治療管理）へと発展していきます。薬物療法の質を高めるという薬剤師の新たな役割への期待は、今や米国だけでなく、世界各国に広がりました。我が国では薬学的管理という言葉が使われていますが、薬学的管理が成果を伴うためには、薬物療法を支えるチームの一員として薬剤師が主体的に行動しなければなりません。

（亀井 美和子）

COLUMN

研究に求められる自立性と独創性

研究者には、「最終的な研究成果に対して自らが責任を負う」ということを強く認識した上で研究に取り組むことが求められています。研究活動を行う際、１つの仮説を確立するため、研究者は自らデータを収集し、これを整理、解析しますが、研究計画の立案時には、事前に十分な調査を行い、研究目的、研究背景、意義を明確にしなければなりません。この時点から研究者の態度として、**自分で物事を判断し処理しようとする姿勢**（自立性）が求められているのです。すなわち研究者には、研究計画書の策定、実験・調査研究などの実施、データの解析や評価を行うとともに、関連する研究分野の学術雑誌などを読み、自らの研究成果との比較を行いながら、研究の独自性を培うことが必要とされています。また、研究が思いどおりにいかない場合でも、これを解決するという信念を持つことが重要となってきます。研究活動においては、状況を肯定的に捉え、自分にできることを探し、時には助言を求めて、よりよくしようという気持ちを大切にしたいものです。

個々の研究者には幅広い視野や変化に対応できる柔軟性が求められます。一方、研究成果は、単なる新規性（どこまでが既知でどこが新規か）に加えて、独創性（ある視点から見て全く前例がなく質的にも新規か）や有用性（世の中にどのような影響を与えるか）を示すことにより、その価値は大きくなります。そのため、研究者は**独創的な考え方を高める工夫**をしなければなりません。具体的には、課題を解決に導くための研究計画の策定、幅広い知識を基盤とした専門性の習得、同じ専門分野及び異分野の研究者との積極的な討議などに対して、継続的な努力を行っていくことがあげられます。

また、より一層の研究の発展を図るため、**自分の研究成果への客観的な評価を受ける**ことが重要となります。セミナーや学会を介して、自分の強調したい研究成果を発表して質疑応答を行うこと、他の研究者の発表に対して意見を理解し討論を行うことが大切です。加えて、他の研究者の研究内容について論文などによる情報収集に努め、自らの研究成果を論文として学術雑誌に投稿し査読者の意見に適切に対処することを繰り返せば、当該研究者は将来的に優れた研究能力を有する多様な人材として期待されていくでしょう。

（日髙 慎二）

薬剤師が関わることで高まるアウトカム

薬剤師実務がもたらすアウトカムの種類

医療の評価は、構造（structure）、プロセス（process）、アウトカム（outcome）の側面から行われます。3つ目の**アウトカム**は、介入から得られる全ての結末（どうなったか）、2つ目の**プロセス**はアウトカムまでの過程（何をしたか）、1つ目の**構造**はプロセス遂行に必要な環境整備等です。例えば、糖尿病の治療であれば、治療目標は良好な血糖コントロールを保ち合併症を防ぐことであり、定期的な受診、診療ガイドラインの遵守、服薬アドヒアランスの維持・向上などは、それを達成するためのプロセスとなります。

ヘルスアウトカムの種類には、臨床的（clinical）、人的（humanistic）、経済的（economic）の3つがあり、ファーマシューティカルケアの実践により、これらのいずれにも成果がもたらされる可能性があります（**表1**）。

表1　ファーマシューティカルケアの実践により期待されるアウトカムの種類と例

種類	例
臨床的アウトカム	**治療効果**（臨床指標）、**安全性**
人的アウトカム	QOL、満足度
経済的アウトカム	費用（医療費、労働損失等）

先行研究に見る薬剤師実務のアウトカム

薬剤師実務の有用性を示す臨床研究は、我が国よりも早期にファーマシューティカルケアの概念が進展した海外の先行研究が大部分を占めます。数年前に、医学関連分野の代表的なデータベースであるPubMedから、2004～2013年末までの10年間に、地域薬局サービスに関わる臨床試験（clinical trial）を検索したところ、25か国で実施された183文献が抽出されました。その中には、複数の国で共同で行われた研究が4件含まれていました。単一国で行われた研究では、文献数が多い国から、米国、英国、オーストラリア、カナダ、オランダの順でした（**図1**）。

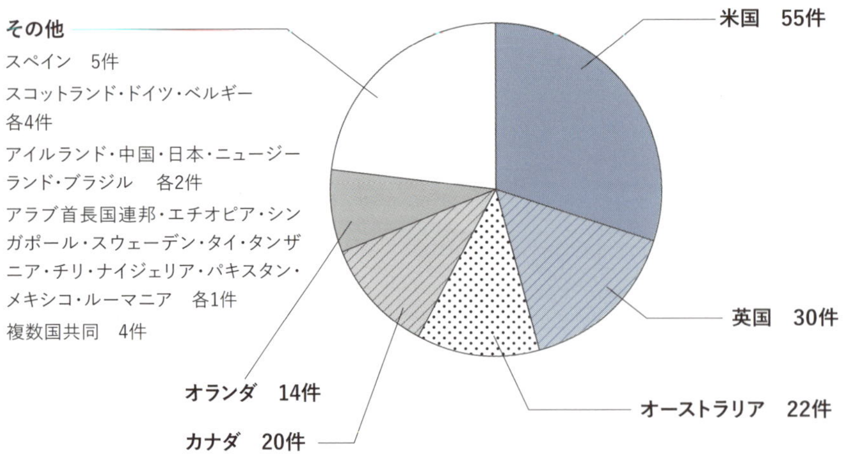

図1　PubMedで検索した地域薬局サービスに関する臨床研究（183件）の実施国

183件のうち、特定疾患のある患者を対象とした研究は126件であり、対象とされた疾患は24種類でした。多くは慢性疾患であり、最も文献数が多かった疾患は糖尿病と呼吸器疾患、次いで、心疾患でした（図2）。

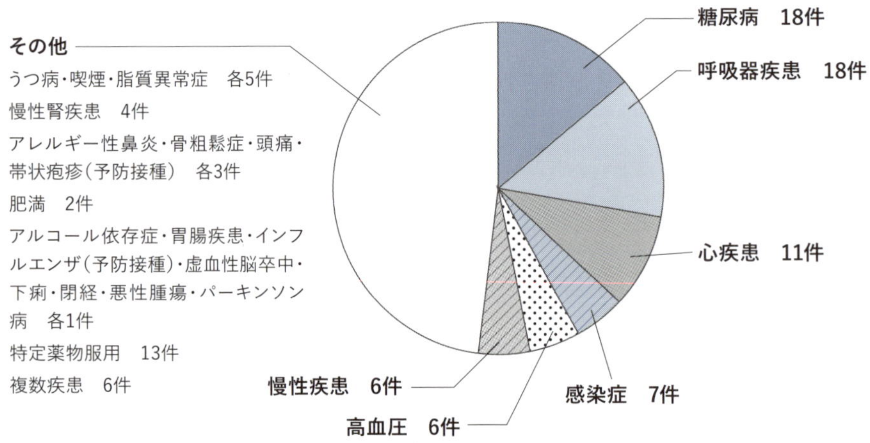

図2　地域薬局サービスに関する臨床研究（126件）において対象とされた疾患

呼吸器疾患には、気管支喘息、慢性閉塞性肺疾患、気管支喘息・慢性閉塞性肺疾患を含む。心疾患には、心血管疾患、心不全、急性冠症候群、冠状動脈性心疾患、左心室収縮機能障害を含む。感染症には、HIV、性感染症、性感染症（避妊）、小児感染症を含む。

地域薬局主体の臨床研究は、慢性疾患を持つ患者に対する介入研究が多く、薬剤師が関わる必要性が高いことが背景にあるとうかがえます。また、研究数が最も多いのは米国でしたが、対象疾患別に実施国を調べると、糖尿病は米国、呼吸器疾患はオーストラリア、心疾患は英国が1位になりました（図3）。各疾患は、それぞれの実施国において罹患率の増加などが報告されていることから、各国の医療政策上の課題とされている疾患と考えられます。

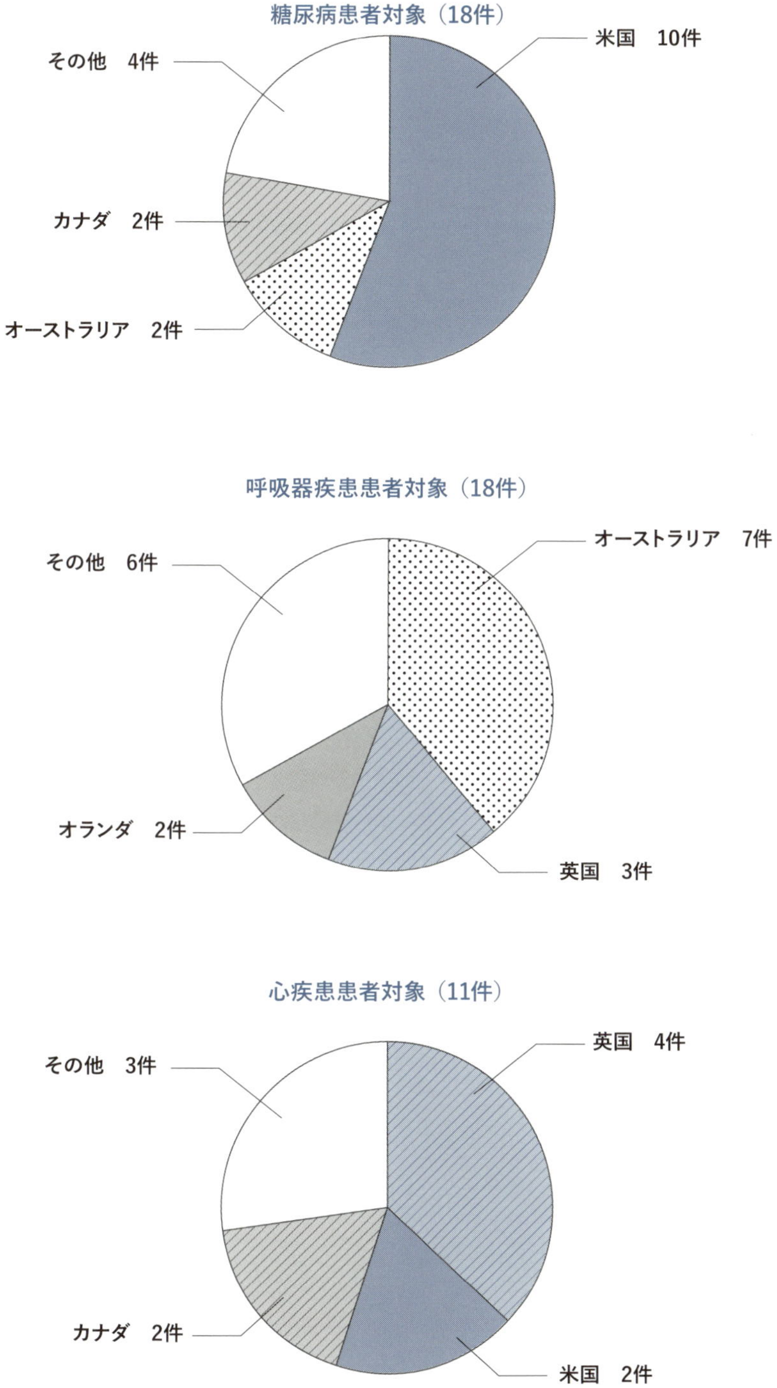

図3　糖尿病・呼吸器疾患・心疾患患者を対象とした文献の研究実施国

また、2010年に報告されたシステマティックレビュー[1]には、米国の薬剤師がチームの一員として患者に直接的なケアを提供することの有用性が示されています。レビューの対象とされた臨床研究は2009年までの数十年間に公表された298文献であり、薬剤師がチームに加わることで有益な結果が得られたとする文献なのか、得られなかったとする文献なのかが評価され、治療効果と安全性のアウトカム別、介入別に集計されています（**表2**）。

表2　米国の薬剤師が提供する患者ケアのアウトカム

	アウトカム（「有益な結果が得られた」文献の割合%，n＝論文数）			
	25%未満	25～50%未満	50～75%未満	75～100%
治療効果			入院/再入院（51.4%，n＝35） 入院期間（59.4%，n＝32） 緊急受診（52.0%，n＝25） 死亡率（72.2%，n＝18） BMI/体重（62.5%，n＝16） 薬剤の適正使用（66.7%，n＝9） 一次医療/緊急受診（71.4%，n＝14）	血圧（84.9%，n＝59） コレステロール（81.5%，n＝54） HbA1c（88.9%，n＝36） INR/PT/aPTT（85.0%，n＝20） 血糖値（81.8%，n＝11） 検査値のモニタリング/スクリーニング（88.9%，n＝9） 適正な投与量（87.5%，n＝8） アスピリンの使用（87.5%，n＝8） 喘息管理（85.7%，n＝7） 眼の検査（100.0%，n＝7）
安全性			投薬/服薬のエラー（73.9%，n＝11）	有害事象（78.6%，n＝28） 有害反応（81.8%，n＝15）
人的	QOL（12.9%，n＝31）	治療アドヒアランス（48.1%，n＝54） 患者の満足度（48.8%，n＝41）	患者の知識（57.1%，n＝35）	

（文献1より作成）

レビューの結果、治療効果と安全性のいずれのアウトカムにおいても、薬剤師がチームの一員として患者ケアに関わることが有益であると結論づけられました。また、HbA1c、LDLコレステロール、血圧の数値についてメタ解析をした結果により、薬剤師が患者ケアに直接関わった場合はそうでない場合に比較して有意に改善したことが示されています。

これらの結果には公表バイアスが存在することを考慮しなければなりませんが、**薬剤師が患者ケアに直接的に関わることが患者に有益なアウトカムをもたらす**ということが分かったわけです。また、薬剤師がチームに参加することによって治療効果や安全性が高まれば、医療費の節約に結びつくことが述べられています。入院や再入院の抑制、入院期間の短縮、緊急受診の抑制などは直接的な医療費削減につながり、より費用対効果の高い医療を提供することになるでしょう。薬剤師が積極的に関わることで、治療効果と安全性が高まり、さらにそれが経済的にも貢献することを明らかにすることで、より説得力のあるエビデンスとなっています。

●文献

1）Marie A, et al：US pharmacists' effect as team members on patient care: Systematic review and meta-analyses. Medical Care, 48（10）：923-933, 2010.

（亀井 美和子）

COLUMN

研究に関係する法令、指針の概要

臨床研究には、臨床試験（治験等）の他に、治験等に係る規制以外の一般的な臨床研究、疫学研究、遺伝子解析研究、生体内遺伝子治療研究、生体外遺伝子研究及び再生医療等研究があります。このうち、**治験**に関しては、「医薬品、医療機器等の品質、有効性及び安全性の確保等に関する法律」（**医薬品医療機器等法**）に医薬品等の製造販売の承認及び治験の取扱いなどが定められており、これを受けて、医薬品、医療機器及び再生医療等製品に係る臨床試験の実施の基準（いわゆる医薬品GCP、医療機器GCP、再生医療等製品GCP）が定められています。

一方、2018年（平成30年）4月から施行された**臨床研究法**において、**臨床研究**とは、医薬品、医療機器及び再生医療等製品を「人に対して用いることにより、当該医薬品等の有効性又は安全性を明らかにする研究（医薬品医療機器等法に規定する治験等に該当するものを除く）」と定義されています。これに該当する一般的な臨床研究、疫学研究、遺伝子解析研究、生体内遺伝子治療研究及び生体外遺伝子研究は、臨床研究の実施体制、臨床研究を実施する施設の構造設備、臨床研究の実施状況の確認、臨床研究の対象者に健康被害が生じた場合の補償及び利益相反管理等に関する事項を定めた「臨床研究の実施に関する基準」（臨床研究法第3条第1項）に従って臨床研究を実施します。実際の運用では、文部科学省・厚生労働省・経済産業省の合同会議が2016年（平成28年）に公表した「個人情報保護法等の改正に伴う指針の見直しについて（最終とりまとめ）」を踏まえて告示された、「人を対象とする医学系研究に関する倫理指針」、「ヒトゲノム・遺伝子解析研究に関する倫理指針」、「遺伝子治療等臨床研究に関する指針」に基づいて実施されます。また、臨床研究法では、製造販売業者等から資金の提供を受けて実施する製造販売業者の医薬品等を用いる臨床研究、未承認医薬品や適応外医薬品等を用いる臨床研究は、**特定臨床研究**として臨床研究実施者の責務が明示されており、さまざまな義務が課されていることに留意しなければなりません。この他、適正に研究を実施するために、「再生医療等の安全性の確保等に関する法律」、「ヒト受精胚の作成を行う生殖補助医療研究に関する倫理指針」、「厚生労働省の所管する実施機関における動物実験等の実施に関する基本指針」などが策定されました。

（日髙 慎二）

薬剤師実務のアウトカム研究に必要な倫理審査

臨床研究における倫理審査

臨床研究には、薬品や機材などのいわゆるモノや人間以外の生物だけを対象とする研究とは異なる視点での配慮が必要です。学会発表や研究論文などの研究成果を公表する際には、一般的に、個人情報の保護に関する法律や倫理指針等を遵守していることの確認が求められます。倫理的配慮が行われていなかった場合には、研究が行われたとしても、その成果を公表することはできません。

我が国で薬剤師実務のアウトカム研究に取り組む場合は、「人を対象とする医学系研究に関する倫理指針」（文部科学省、厚生労働省）の遵守が求められます。研究を始める際には、この指針及び「人を対象とする医学系研究に関する倫理指針ガイダンス」（文部科学省、厚生労働省）に記載されていることを把握する必要があります。

我が国の倫理指針において、その基本方針とされている内容は**表1**のとおりです。

表1　「人を対象とする医学系研究に関する倫理指針」の目的及び基本方針

この指針は、人を対象とする医学系研究に携わる全ての関係者が遵守すべき事項を定めることにより、人間の尊厳及び人権が守られ、研究の適正な推進が図られるようにすることを目的とする。全ての関係者は、次に掲げる事項を基本方針としてこの指針を遵守し、研究を進めなければならない。

①社会的及び学術的な意義を有する研究の実施
②研究分野の特性に応じた科学的合理性の確保
③研究対象者への負担並びに予測されるリスク及び利益の総合的評価
④独立かつ公正な立場に立った倫理審査委員会による審査
⑤事前の十分な説明及び研究対象者の自由意思による同意
⑥社会的に弱い立場にある者への特別な配慮
⑦個人情報等の保護
⑧研究の質及び透明性の確保

基本方針には、被験者への倫理的配慮だけでなく、科学的合理性も含まれています。無意味な研究や配慮のない研究によって人に不必要な負担をかけることは避けなければなりません。また、独立かつ公正な立場の倫理審査委員会による**倫理審査**を受ける必要があります。**倫理審査委員会**とは、研究所・大学・病院などの研究実施機関の長が設置する諮問機関であり、臨床研究に直接関わる者から独立した第三者が、研究の実施又は継続の適否、その他研究に関し必要な事項について調査・審議するものです。倫理指針に基づいて、倫理的観点及び科学的観点から、研究者等の**利益相反**（**COI**：conflict of interest）に関する情報も含めて、公正かつ中立的に審査が行われます。

倫理審査を受審する際の注意

審査の申請は研究責任者が行います。当然ですが、研究を実施する前に行わなければなりません。研究責任者は、申請書と研究計画書等を研究実施機関の長に提出します。申請されると、研究実施機関の長は倫理審査委員会に諮問します。審査が必要と判断された場合には倫理審査委員会で審議され、審議の結果が研究実施機関の長に答申され、「承認」、「条件付き承認」、「不承認」などが研究責任者に通知されます。「条件付き承認」とは、計画書の一部を解決・修正しなければ研究を開始することができないというものです（「修正の上で承認」、「保留」として通知されることもあります）。十分な計画を立てた場合でも、問題点が見つかり解決・修正しなければ研究を開始できないということは少なくありません。倫理審査委員会の開催については、年間の申請件数が多く定期的に開催される研究実施機関もあれば、開催が不定期という場合もありますので、研究開始予定日の数か月前に申請するぐらい時間的余裕を持つようにしましょう。

➡ p.24「アウトカム研究を実践するプロセス」参照

研究しようと思っても自施設に倫理審査委員会を設置できない場合などは、共同研究実施機関・公益法人・学会等が設置した、他施設の倫理審査委員会に審査を依頼することができます。例えば、大学や病院と共同で研究する場合は、薬局に設置されていなくても、大学や病院の倫理審査委員会に申請することで差し支えありません。

倫理審査委員会で倫理性と科学性を審査するための資料は、申請の際に提出する**申請書**と**研究計画書**です。研究計画書は、臨床研究の事前の準備で最も重要と言っても過言ではありません。研究計画書には、説明書と同意書、研究で使用する調査票、症例報告書、記録簿などを添付します。通常、国の倫理指針で定めた項目（25項目）を記載しますが、他にも項目が設定されている場合もありますので、申請する研究機関が定めた様式に従って作成してください。

臨床研究の実施には倫理審査に限らず手間と時間がかかり被験者にも負担をかけることがありますが、より良質な医療を多くの人々に提供するためには研究が欠かせません。社会の利益に結びつく薬剤師実務を実践し、臨床研究として評価し、薬剤師実務が発展していくことを願います。

（亀井 美和子）

COLUMN

研究の実施、患者情報の取扱い等配慮すべき事項

臨床研究は、ある集団や社会の利益のため、個人に対して研究対象者又は被験者としてリスクを負わせることになります。このため、**インフォームドコンセント**（IC）に必要なことは、研究対象者（場合によっては代諾者）に判断能力があること、研究者が行う研究について十分な説明をすること、研究対象者が自由な意思に基づいて同意することとされています。

ICは、治験や臨床研究法における特定臨床研究では、文書による説明及び同意の取得が求められます。一方、「人を対象とする医学系研究に関する倫理指針」においては、ICを受ける手続きとして、①文書によるIC、②口頭によるIC＋説明の方法及び内容並びに受けた同意の内容に関する記録、③オプトアウト（研究対象者に、あらかじめ一定の事項を通知又は公表して、研究対象者の拒否する機会を与え、拒否がなければ同意があったと見なすもの）といった方法が示されています。例えば、「自らの研究機関において保有している既存試料・情報を用いた研究」では、人体から取得された試料を用いるか否かなどによって、ICを受ける手続きが異なります。人体から取得された試料を用いない研究では、研究に用いる情報が**匿名化されているもの**（特定の個人を識別することができないものに限る）、あるいは**匿名加工情報**や**非識別加工情報**などの場合、研究者はICを受けることを要しません。研究の特性に応じて、ICを受ける手続きを研究計画書に定めておくことが重要となります。

個人情報の取得・利用については、**要配慮個人情報**を取得する場合、個人情報を第三者に提供する場合、既に取得した個人情報を他の目的で利用したい場合には、原則、本人の同意を得ることとし、例外が認められる場合にはその措置を検討することになります。保有している個人情報等は研究機関に帰属するため、研究機関の長は、個人情報等の漏えい・滅失・き損の防止、その他個人情報等を安全に管理するために必要かつ適切な措置を講じなければなりません。特に、個人情報を保管する部屋などへの入退出管理、個人情報へのアクセスには十分な配慮が必要となります。なお、個人情報について、本人や遺族から開示や訂正・追加・削除を求められた場合には、原則、応じなければなりません。

（日髙 慎二）

アウトカム研究を実践するプロセス

目的を明確にしてから研究は始める

研究は、目的を明確にしてから始める、つまり、何をやりたいのか、なぜやる必要があるのかを社会に説明できる状況になってから着手する必要があります。そして、その課題や仮説を説明するためには、どのような結果を示せばよいのか、説明に必要なデータは何か、データをどのように収集し、集計、分析・評価するのかなどを具体的に検討します。とりわけ前向き研究では、後からデータを取り直すことはできないことを念頭に置き、方法を決めなければなりません。研究が実行可能で、最後までやり遂げることができる計画を立てることが大切です。

研究課題の設定から研究成果の公表までの流れ

目的がある程度明確になったら、まず、そのテーマに関わる現状や先行研究についてくまなく調べ、明らかとなっていない点や疑問点・問題点などを整理し、研究の目的をより明確にしましょう（図1）。多くのことに関心があったとしても、設定する課題や仮説は1つに絞り、そこから得られた知見を次の課題に結びつけ、段階的かつ継続的に行うことで、研究領域への理解が深まっていきます。

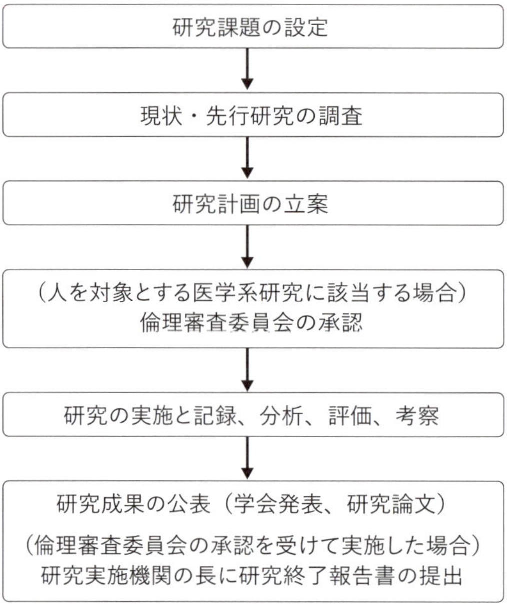

図1　研究を実践するプロセス

目的が明確になったら、それを「どのような結果で説明するのか」を検討します。次に「どのような結果で説明するのか」をイメージしながら、研究の方法を考えます。課題や仮説を説明するために、どのようなデータが必要なのか、また、それをどのように収集し、集計、分析・評価すればよいのかなどを十分検討し、研究成果を学会発表や研究論文として公表するのであれば、結果をどう表現するかまで考えておきます。分析・評価の方法に合わせて、収集するデータの内容や形式、調査対象の数、標本抽出の方法などのデータの収集方法を設定しましょう。収集するデータが説明に適しているか、肝心な数値が抜けていないか、入手可能なデータか、不必要にデータを収集していないかなどを考慮し、分析・評価に使用するものを吟味して選定します。データの収集方法を設定する段階において、計画した実験や調査が現実的に実施不可能であることが分かる場合もあります。その際には、実施可能なデータ収集の方法に合わせて、研究課題や仮説を調整するようにしましょう。

臨床研究では、目的と方法が決まってもすぐに実施するわけにはいきません。人（試料・情報を含む）を対象とした医学系研究には、倫理指針に従って、研究計画書を作成して倫理審査を受け、承認を得る必要があります。ここまでの過程でかなりの労力を費やしますが、承認を得てからがスタートです。せっかくの計画を無駄にすることがないよう最後まで根気強く取り組みましょう。研究が終了したら、倫理審査委員会（研究実施機関の長）に研究終了報告書を提出します。また、研究成果を社会で共有するために、学会発表、研究論文として公表します。エビデンスの仲間入りをするためには、研究論文にすることが求められます。

➡ p.21「薬剤師実務のアウトカム研究に必要な倫理審査」参照

（亀井 美和子）

COLUMN

研究において法規範を守ることの重要性

臨床研究を行う者は、研究対象者等に対する説明責任の他、秘密を守る責任、**不正行為をしない責任**などを負っています。不正行為をしないことは、あらゆる研究に共通する責任です。不正行為には、ねつ造（存在しないデータの作成）、改ざん（研究活動によって得られた結果を真正でないものに加工）、盗用（他の研究者の研究結果や論文を当該研究者の了解なく流用）及びその他の不適切な行為があります。既発表の論文と本質的に同じ論文を投稿する二重投稿、研究データの管理不足による紛失、論文数を不適切に増す行為などは不適切な行為といってよいでしょう。このような不正行為は、研究者間の信頼関係を損ね、健全な科学の発展を妨げます。また、臨床分野では誤った治療法を誘導する可能性があること、競争的研究資金の配分に歪みをもたらすこと、研究の人材育成に深刻な影響を与えることなどが懸念されます。さらに、不正行為をしない責任などに反して、研究対象者等の生命身体に何らかの不利益を発生させたときは、民事上の責任、刑事上の責任、行政上の責任を負うことになります。

一方、研究目的の達成に意識が集中すると、目的や手段の善し悪しが見過ごされることがあります。このため、専門を共有している研究者同士が研究計画を審査することや、研究対象者の利益を代弁できる立場の人などから意見を聞くことで、研究実施の価値や妥当性を判断する必要があります。これを行うのが**研究倫理審査委員会**です。人（患者情報なども含む）を対象とする薬学研究では、インフォームドコンセントに関する内容の妥当性を含めて、不正行為につながることのないよう研究倫理審査委員会に諮っておくことが重要になります。

研究活動には、人を対象とするものや動物実験などがありますが、試料や情報は適正に取扱わなければなりません。研究者には、所属機関において要請されているルールについて十分に理解し、科学の発展と社会の貢献につながることを意識するとともに、使命感を持って研究に取組む必要があります。さらに、研究結果及びその解釈に対して慎重な姿勢が求められており、専門家としての責任もあることから、経験豊かな研究者を交えて研究の在り方や専門家としての規範について理解を深めていくことが大切といえるでしょう。

（日髙 慎二）

臨床上の疑問を研究するために知っておきたい研究デザインと解析方法

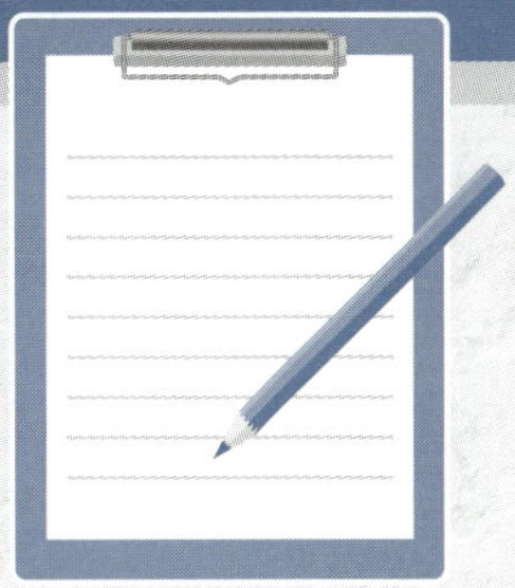

臨床上の疑問を研究可能な疑問に置き換えると研究デザインはおのずと決まる

現在の「薬学教育モデル・コアカリキュラム（平成25年度改訂版）」において、「薬剤師として求められる基本的な資質」の1つに**研究能力**があります。これは、「薬学生や薬剤師が医療現場の中で見いだした疑問や課題を、必要に応じて自ら解決し、そこから得られたエビデンスを医療に生かすことによって、さらなる医療サービスの向上に寄与することが求められている」ということなのかもしれません。

この場合、まず**医療の現場の中での臨床上の疑問（クリニカルクエスチョン）を研究可能な疑問に置き換える**ことが必要です。研究可能な疑問に置き換える際には、**研究デザイン**といった研究を実施するための基本的なお作法？、あるいは研究の骨格？を無視することはできません。研究デザインは、建物でいう土台や骨組みに相当するものといえます。**研究可能な形に疑問を明確にすることができれば、おのずと研究デザインは決まってきます**。さらに、**研究デザインが決まれば、おのずと研究の中で何を測定すればよいかということも決まってきます**。したがって、研究デザインに関する理解を深めることはとても重要です。ここでは、事例編に出てくる実際の臨床研究の事例を踏まえ、研究デザインと解析方法について解説します。

研究デザインの特徴

表1　研究デザインの分類と例

分類				研究デザインの例
量的研究	介入研究	比較研究	同時対照	**ランダム化比較試験**
				クラスターランダム化比較試験
				非ランダム化比較試験
			既存対照	既存対照試験
		自己対照研究		前後比較試験
	観察研究	縦断研究	前向き	前向きコホート研究（要因対照研究）
			後ろ向き	後ろ向き**コホート研究（要因対照研究）**
				ケースコントロール研究（症例対照研究）
			症例報告・症例集積	症例報告
				症例集積研究
			アンケート調査	縦断的アンケート調査
		横断研究	アンケート調査	横断的アンケート調査
質的研究				インタビュー調査

既存対照試験の事例
➡ p.50 事例「【笠間モデル】医療機関と地域連携の下、薬局を訪れた禁煙希望者に薬剤師が関わることで、禁煙成功率が上がる」参照

前後比較試験の事例
➡ p.75 事例「薬剤管理指導業務の実施は、患者の薬物治療への理解度を高め、薬を服用することへの不安を軽減し、服薬コンプライアンスを高める」参照

症例集積研究の事例
➡ p.53 事例「外来がん患者への薬学的介入は医療経済効果がある」参照

縦断的アンケート調査の事例
➡ p.70 事例「薬剤師がいない二次離島で薬剤師が「お薬説明会・相談会」をすると、薬剤師への認識度が高くなる」参照

横断的アンケート調査の事例
➡ p.67 事例「薬剤師が訪問業務に積極的に取り組むことは、薬物治療の質を向上させる」参照

質的研究
➡ p.35「COLUMN 質的研究」参照

まず研究デザイン（**表1**）の特徴について、紹介します。

（1）ランダム化比較試験

ランダム化比較試験（RCT：randomized controlled trial）は、医薬品の有効性を確認して承認を得るために実施される臨床試験で用いられる代表的な**介入研究**の研究デザインです。特に医薬品の有効性について検討する場合には、エビデンスレベルが高い研究デザインといえるでしょう（**図1**）。エビデンスレベルが高いとは、一般的には研究の質が高いことをいい、すなわち、研究によって得られた結果の「再現性や正確性が高い（**内的妥当性**が高い）」ことを意味します。その反面、研究に含まれる研究対象は研究に参加する基準（**組み入れ基準**）や参加できない基準（**除外基準**）を満たした選ばれた集団となりますので、そこから得られた結果を必ずしも目の前の患者を含む一般の集団に適用できるとは限りません。このことを、「**外的妥当性**あるいは**一般化可能性**が低い」といいます。医薬品の承認を得るための臨床試験では、ランダム化比較試験で医薬品の効果が検討されますが、得られた結果を同じような集団に一般化する際にこのような問題が生じます。

ランダム化比較試験の流れを**図2**に示しました。事例編のいくつかの事例でも採用されている研究デザインです。いずれも何らかの集団から研究対象の集団（研究への参加基準を満たす集団）が選ばれ、この研究対象の集団を介入群と対照群（非介入群）といった2群にランダムに分けています。このプロセスを**ランダム割付**（random allocation、randomization）といい、この研究デザインの重要なポイントの1つです。最近では、どのようにランダムに分けたかに関する詳細が論文中に記述されないことも散見されます。事例では、対象集団の患者を個別にランダムに分ける方法や、薬局全体を1つの塊（クラスター）とみなして施設単位でランダムに分けるといった方法がとられています。ランダム割付に際し、臨床試験では患者や治療する医師が介入の有無を知ることで生じるバイアスを避けるために、**ブラインド化**（**盲検化**、blinding）が行われます。また、教育プログラムの効果を検証する場合や市販後に行われる臨床研究では、実際に盲検化することが困難である場合もあるため、ブラインド化されない（**非盲検**、**オープンラベル**）こともあります。

ランダム割付の効果について考えてみたいと思います。例えば、薬剤師による支

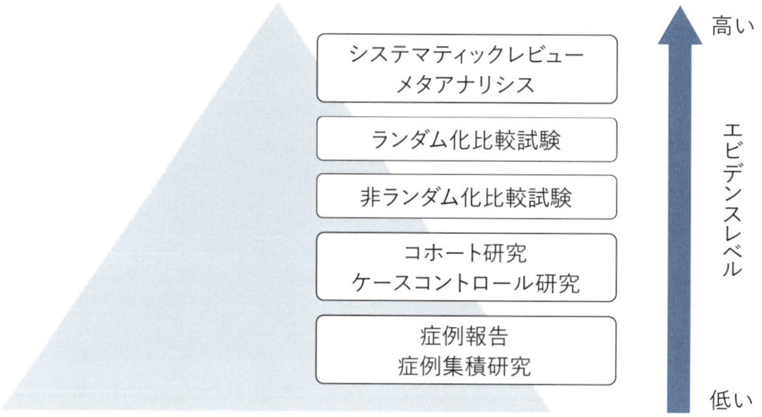

図1　研究デザインとエビデンスレベル（治療）

▶ランダム割付の方法
エクセルなどコンピューターで発生させた乱数を用いて、ランダムに割り付けることが可能。

ランダム化比較試験の事例
➡ p.38 事例「薬剤師が医師と協働して高血圧症者に積極的に介入すると、良好な血圧コントロール、降圧薬の休薬あるいは減量、ライフスタイルの改善をもたらす」、p.44 事例「薬剤師による糖尿病療養支援は、患者の理解度、QOL、血糖コントロールを改善させる」、p.65 事例「長期投薬中の患者への薬局薬剤師による電話支援は、問題への早期対処、治療意欲の向上につながる」参照

クラスターランダム化比較試験の事例
➡ p.41 事例「薬局薬剤師が降圧薬服用患者に生活習慣改善の情報提供を行うことで、血圧のコントロールが改善する」、p.46 事例「薬局薬剤師による短時間の動機づけでもHbA1cは改善する」、p.63 事例「薬局薬剤師がお薬手帳を用いて外来患者に関わることで、患者安全が高まる」参照

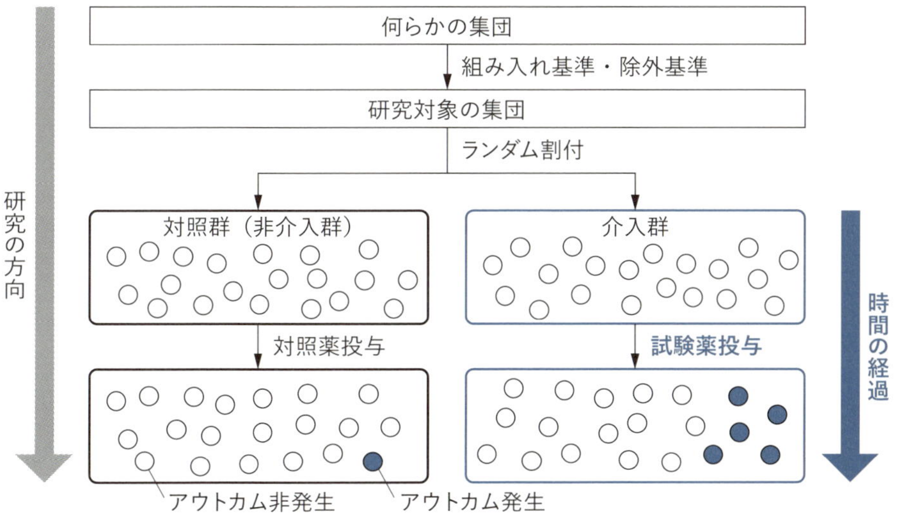

図2　ランダム化比較試験の流れ

援プログラムが有効なのではないかと考え、その効果を確認するためにランダム化比較試験の研究デザインで検討する研究を行うとしましょう。この場合には、まず研究協力者を集め、支援プログラムによる介入がなかった場合の効果（現状）がどの程度であるかを明らかにし、それに比べて支援プログラムの介入の効果はどのくらいなのかを明らかにするために対照群（非介入群）を設定します。支援プログラムの効果が高そうな患者とそれ以外の患者といったように支援プログラムの有無を恣意的に分けるのではなく、支援プログラムによる介入の有無をランダムに割り付けることで、介入群と対照群（非介入群）を設定します。ここで、ランダム化比較試験で行われた事例の患者背景を確認してみましょう（論文中の表などにbaseline等としてまとめられていることが多いです）。支援プログラムの有無をランダムに割り付けたことにより、支援プログラムの有無を除けば、支援プログラム「ありの群」と「なしの群」における患者背景（性別や年齢等）の多くは、統計的に有意な違いが認められていないことがわかるでしょう。このように何らかの効果について比較可能な集団を構築することで、得られた効果が支援プログラムによると推察が可能になる点が、他の研究デザインよりも優れているといわれる理由です。

（2）コホート研究（要因対照研究）

コホート研究（cohort study）は、市販後の医薬品の安全性について検討する際に多く用いられる代表的な**観察研究**の研究デザインです。市販後に行う研究では、倫理的な問題からランダムに医薬品を割り付けることが難しいことが多いため、この研究デザインが用いられます。身近な例としては、従来の使用成績調査なども対照群を持たないコホート研究といえるでしょう。この研究デザインは、**コホート**（すなわち研究対象の集団）を定義して、時間経過とともに追跡した結果、どのような効果が得られたかを測定するものです（図3）。研究起点を「現在」に置くか「過去」に置くかにより、前向き（prospective）、あるいは後ろ向き（retrospective）と表現されることが多いです（図4）。

多くの事例でこの研究デザインが採用されているように、対照群の設定の有無に

後ろ向きコホート研究（要因対照研究）の事例
➡ p.55事例「病院薬剤師が診療前面談を行うことで、患者のQOLを維持又は向上させる」、p.80事例「薬剤師が処方入力支援に介入することで処方内容及び薬剤費が適正化される」参照

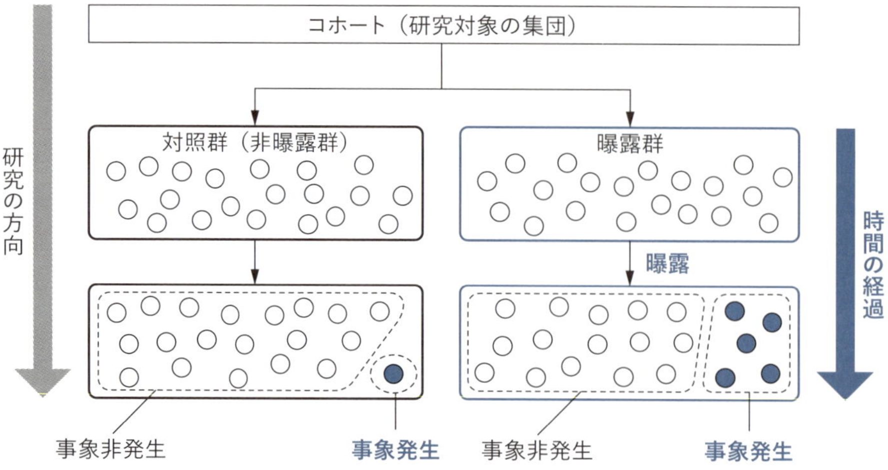

図3　コホート研究の流れ

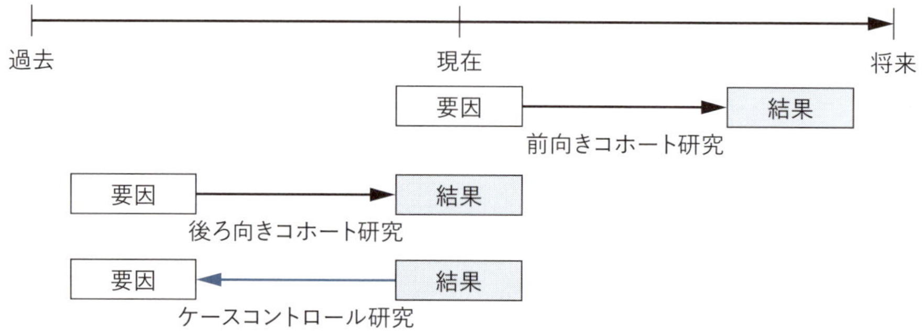

図4　前向きコホート研究・後ろ向きコホート研究・ケースコントロール研究の研究起点の違い

かかわらず、定義された研究の対象集団に対して研究が実施されています。対照群を設定する必要性は、研究目的の達成に関係しますので、研究を行う際に十分検討するとよいでしょう。集団の中で目的とするイベント（事象）の発生状況（発生割合や発生率）がどの程度であるかを測定したり、集団に対する介入の前後における効果の割合の変化について検討された事例があります。対照群を設定している場合には、対照群に比べて曝露群の効果はどの程度であったかを**相対危険度**（**リスク比**）や**寄与危険度**（**リスク差**）により検討することができます。研究結果は、表や図で経時的な発生の変化を示したり、棒グラフなどを用いて示されます。前述したランダム化比較試験と比べて、コホート研究は臨床現場で研究が行われるため、結果に影響を与えるバイアスが入り込まないよう慎重に研究計画を立てなければなりません。

(3) ケースコントロール研究（症例対照研究）

ケースコントロール研究（case-control study）は事例編には含まれていません

が、コホート研究と同様に、観察研究の代表的な研究デザインです。**図5**に、サリドマイド曝露と先天異常との関連について検討されたケースコントロール研究の例を示しました。仮にコホート研究として研究を行うとすると、どのようになるかを考えると違いが理解しやすいかもしれません。新生児という集団を想定し、その中から事象を発生したケース（症例）を特定し、ケースを生み出した集団から一部をコントロール（対照）として選択し、ケースとコントロールについてのみ詳細な調査を行うのがこの研究デザインです。注意しなければいけないのは、ケースとコントロールが選択された新生児の集団全体に関する人数などの情報は不明ですので、**発生割合や発生率を求めることはできません**。それでは、何を求めるかというと、**図5**に示すようにケースとコントロールのそれぞれにおける曝露ありとなしの比（**オッズ**、Odds）から、ケースのオッズとコントロールのオッズの比（**オッズ比**、OR：odds ratio）を求め、曝露ありとケースとの関連を検討します。**ケースの発生が稀であるという仮定が満たされると考えられる場合には、オッズ比はコホート研究で得られるリスク比に近似**します。

$$\text{オッズ比}=\frac{\text{ケースの曝露オッズ}}{\text{コントロールの曝露オッズ}}=\frac{\frac{90}{22}}{\frac{2}{186}}=380.5$$

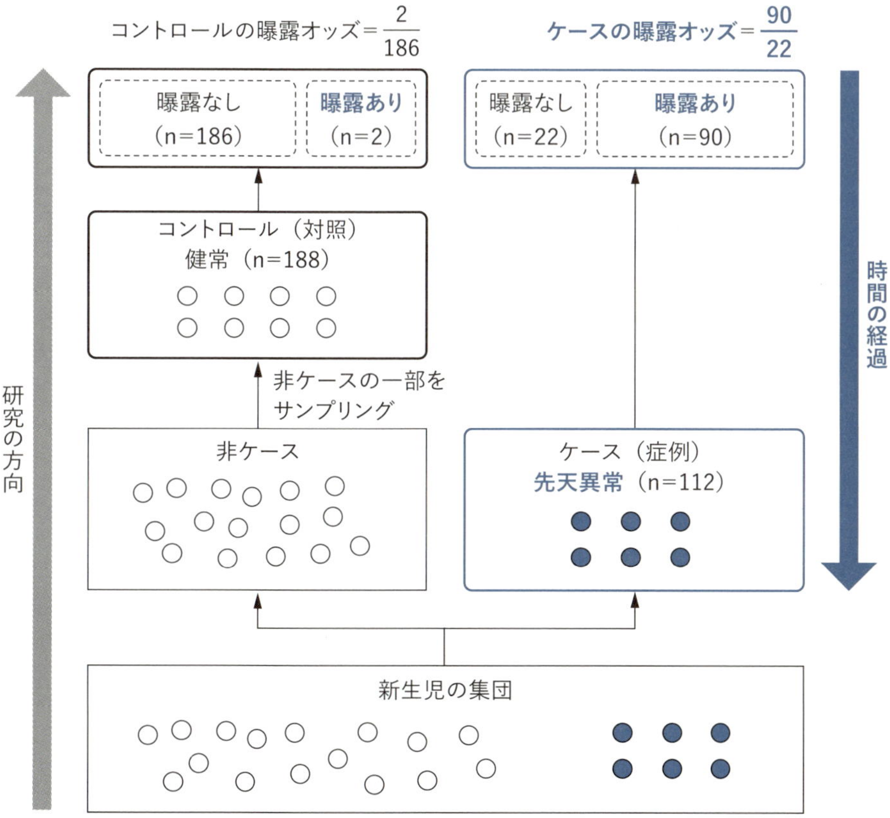

図5　サリドマイド曝露と先天異常に関するケースコントロール研究の例

研究の対象とする事象の発生が稀である場合、コホート研究の研究デザインで検討するには大きな研究対象の集団を設定する必要がありますが、ケースを効率的に集めることが可能な状況であれば、ケースコントロール研究の研究デザインで検討するのが多くのリソースを費やさないため効率的です。ただし、前述のとおり、事象の発生割合や発生率は求めることができませんので、どのような研究デザインで研究を実施するかについては、自らの研究目的に照らしてよく考える必要があります。

統計解析で用いられる指標と検定の種類

これまで紹介した研究デザインで実施した研究結果を示したり、アンケート調査によって得られた知見をまとめたりする際には、統計指標を用いて結果を示します。ここでは代表的な統計指標やその解析方法について解説します。実際に研究を行う際には、関連する先行研究についてよく吟味しておきましょう。例えば、同じ課題について研究対象の集団を変えて検討する場合は、先行研究と同様の検定方法を用いる方が考察しやすい場合があります。仮に同じ検定方法を用いなかった、あるいは用いることができなかった場合には、論文の中でそのことについて言及する必要があるかもしれません。

(1) 代表的な統計指標

①平均値・中央値、最小値・最大値

研究対象の集団の特徴を記述するために、平均値や中央値、最小値・最大値が用いられます。これらは、年齢や血圧のように連続的な量と考えられる連続データについて求めることができます。**平均値の場合には、ばらつきの指標となる標準偏差とともに、中央値の場合には四分位範囲や範囲（最小値から最大値）などとともに**記述されます。実際にほとんどの研究論文で患者背景として表にまとめられており、これらをとおしてどのような集団で研究が行われたかを具体的にイメージすることが可能となります。

平均値と中央値、最頻値の関係を図6に示しました。**集団が平均値を中心に正規分布となっている場合には平均値は中央値や最頻値と等しい**のですが、例えば、年

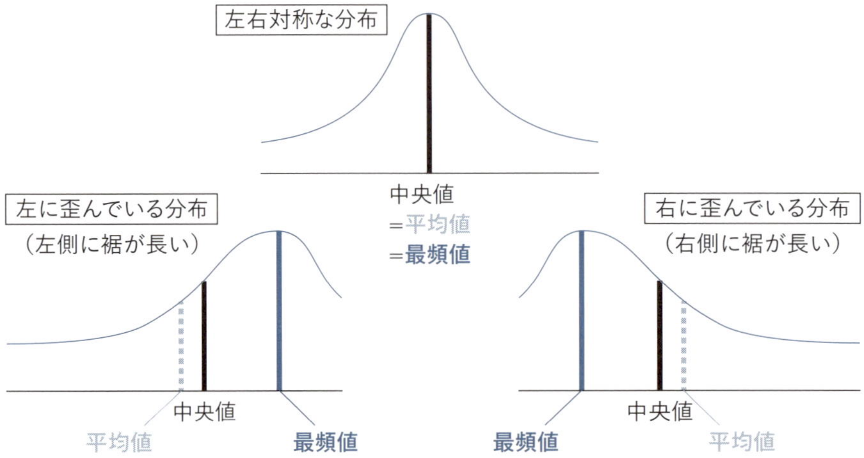

図6　平均値と中央値、最頻値の関係

齢について高齢者あるいは小児が多いといった**どちらかに歪んだ分布の場合には一般に中央値を示す**ことが全体的な特徴を表すのでよいとされています。

一方、性別や血液型などで区分けされるものは分類データといわれ、全体に占める男性の割合といったように割合**で示します**。

②発生割合・発生率、有病割合、リスク比・率比

アンケート調査で示される結果は単純な割合（全体の人数に占める該当項目の件数）となりますが、**コホート研究のように事象の発生について記述する場合には、発生割合や発生率、有病割合のいずれなのか明確にする**必要があります。割合を求める際の分子に相当するものが、新たに事象を発生した人に限るのか、あるいは以前に事象を起こした人も含むのかを区別しましょう。分母はいずれもコホート全体の人数となりますが、前者の場合には発生割合、後者の場合には有病割合（薬の場合には、薬の使用割合）となります。発生率を求める場合、分子は発生割合と同一（新たに事象を発生した件数）ですが、分母はコホートの対象集団の観察時間の合計になる点に注意しなければなりません。

比較する群間における発生割合の比を取ったものをリスク比、発生率の比をとったものを率比といい、95％信頼区間**とともに**示されます。特にこれらは区別することなく相対危険度ともよばれます。同様に、発生割合の差をとったものをリスク差、発生率の差をとったものを率差といいます。対照群があることで、これらの指標から曝露の効果による関連についての検討が可能になります。

③帰無仮説・対立仮説、p値、有意水準

定義した集団の特徴を記述するだけではなく、例えば、「比較する集団間で割合は異なるのか？」、あるいは「集団に対する何らかの介入の前後で効果の割合は異なるのか？」といった場合には、これらを比較し違いがあるのかについて検定を行います。検定では**両群に差がないとする仮説**、すなわち帰無仮説を前提に有意な確率（p値）が有意水準よりも低い場合に、帰無仮説は棄却され対立仮説（**差があるという仮説**）が支持されます。有意水準は、αとよばれ、**一般に0.05や0.01**が用いられます。事例の中で「$p<0.05$」との記載があれば、比較する群間に統計的に有意な違いがある（**有意差あり**）と解釈できます。p値を結果に記述する際には、単に$p<0.05$と記載するのではなく、例えば$p=0.02$といったように具体的な数字を記載する方がよいとされています。

（2）代表的な検定の種類

①t検定

事例の中でt検定（t-test）を使用している箇所の結果を見ると分かるように、これは**2群間の平均値の差の検定**に用いられ、**正規分布を仮定**しています。t検定はエクセルでも実施可能です。統計解析ソフトで検定を行う場合、2群間における平均値の比較なのか、同じ対象者に対する前後の平均値の比較（この場合はpaired t-test、対応のあるt検定）なのかに応じて検定方法を選びましょう。

②一元配置分散分析とダネットの検定

一元配置分散分析（one-way ANOVA）とテューキーの方法（Tukey's method）やダネットの検定（Dunnett's test）は、**3群以上の群間に違いがあるかどうかを比較**する場合に用いられます。例えば、事例の中でも、ヘモグロビンの値に応じて3つのグループに分けて、各時点においてヘモグロビンの値が異なるかについて検

t検定の事例
➡ p.46 事例「薬局薬剤師による短時間の動機づけでもHbA1cは改善する」参照

一元配置分散分析とダネットの検定の事例
➡ p.59 事例「透析患者における血清ヘモグロビン値の適正化に薬剤師介入は有用である」参照

討する際に用いられています。まず、3つのグループの間で差があるかを検討する場合に、**正規分布を仮定**した一元配置分散分析を行います。この結果、群間に違いが認められた場合、さらにどの群間に違いがあるのか検定するためにダネットの検定などの多重比較検定の方法が用いられます。

③カイ二乗検定

カイ二乗検定（χ^2検定、chi-squared test）は、カテゴリーデータなどで、**2×2の分割表などで示される割合に違いがあるかどうかを検定**する場合に用いられます。事例では介入群と対照群において各薬剤の割合が異なるかについて検討する場合に用いられています。分割表で示した場合、各セルに含まれる数が小さい場合には、フィッシャーの正確確率検定（フィッシャーの直接確率検定、Fisher's exact test）が用いられます。

④ウィルコクソンの順位和検定、マン-ホイットニーのU検定

ウィルコクソンの順位和検定（Wilcoxon rank sum test）、マン-ホイットニーのU検定（Mann-Whitney U test）では、介入群と対照群で**得られた値を小さい方から並べ、順位に置き換えて検定**が行われます。これら2つの検定は、統計的に同じ性質を持ち、ウィルコクソン-マン-ホイットニー検定ともよばれています。いずれも正規分布を仮定したものではありません。事例では2群間や前後の集団における年齢の中央値の比較に用いられています。

⑤ウィルコクソンの符号順位検定

ウィルコクソンの符号順位検定（Wilcoxon signed-rank test）は、**対象集団において介入の前後を比べる**場合に用いられ、例えば、%PEF値〔ピークフロー（PEF）値をPEF予測値で除した値〕をカウンセリングの前後で比較した事例で用いられています。

⑥クラスカル-ウォリス検定

クラスカル-ウォリス検定（Kruskal-Wallis test）は、**3群間の比較を行う**場合に用いられ、特に、一元配置分散分析とは異なり**各群の分布が正規分布かどうか不明**であるとした場合に用いられます。事例では訪問の頻度（1回以下/月、2回/月、1回/週）とアドヒアランスの変化（悪化、改善、変化なし）に違いが認められるかについての検討で用いられています。

⑦ログランク検定

ログランク検定（log-rank test）は、 横軸に時間、縦軸に累積発生確率をとって示される各群の生存時間曲線（カプランマイヤー曲線）間に、統計的な有意な違いがあるかを検定するものです。例えば、コンプライアンスの違いで褥瘡の悪化が経時的に異なるかを検討した事例で用いられています。さらにどのくらいの違いがあるかといったハザード比を推定する場合には、Cox回帰分析を行う必要があります。

●文献

1）新版医学統計学ハンドブック，朝倉書店，東京，2018.

2）薬剤疫学の基礎と実践第2版，医薬ジャーナル社，大阪，2016.

3）バイオ統計の基礎，近代科学社，東京，2010.

（大場 延浩）

カイ二乗検定の事例

➡p.73 事例「薬剤師がTDMにより治療早期に介入することで、抗MRSA薬の治療効果を改善できる」参照

フィッシャーの正確確率検定の事例

➡p.57 事例「慢性期統合失調症患者の処方に薬剤師が介入することで、抗精神病薬の用量や数を減少させ、医療費を下げる」参照

マン-ホイットニーのU検定の事例

➡p.82 事例「集中治療室で医師と薬剤師が協働してストレス潰瘍予防薬のプロトコールを作成・導入することで、臨床的に意義のある消化管出血を減少させた」参照

ウィルコクソンの符号順位検定の事例

➡p.48 事例「薬剤師による外来喘息教室での服薬指導は、吸入薬の治療効果や患者のアドヒアランスを向上させ、患者満足度も高い」参照

クラスカル-ウォリス検定の事例

➡p.67 事例「薬剤師が訪問業務に積極的に取り組むことは、薬物治療の質を向上させる」、p.78 事例「薬剤師の病棟勤務時間が長いほど薬剤が関連するインシデント発生数は少ない」参照

ログランク検定の事例

➡p.61 事例「薬剤師の視点を生かす外用療法のフルタメソッドは褥瘡を早く治せて治療効果を向上させる」参照

COLUMN

質的研究

臨床研究の多くは量的（数的）研究法で行われます。**量的研究**は一般的に、先行研究や経験に基づいて研究者が仮説を設定し、その仮説を収集したデータの統計解析等で検証していきます。例えば、「服薬アドヒアランスが低下しているのは服用回数が多いからではないか」というクリニカルクエスチョン（臨床上の疑問）に対して、「服用回数を減らせば服薬アドヒアランスが高まる」という仮説を立て、観察や実験をして、それを検証する研究などは、量的研究に当てはまるでしょう。

しかし、研究で知りたいこと・明らかにしたいことには、数値データを集計して統計解析をするだけでは説明できないこともあります。例えば、「薬に対するネガティブな考え方はどのように芽生えるのか」、「患者が薬剤師を評価する視点を網羅的に知りたい」、「このプロジェクトの成功要因は何だったのか」等々、「こうであるはず」と研究者が設定した仮説を検証するだけでは不十分な場合が少なくありません。このような人の行動や特定の現象を説明するためには、アンケート調査や実験データを集めて統計解析をするような手法（いわゆる量的研究）ではなく、質的研究が適します。

質的研究の手順は下図のように量的研究とは異なり、まず、仮説を立てずに人の行動や社会現象を詳細に観察し、その行動や現象を説明する要素やその関連性を見つけていきます。収集するデータは、音声、映像、文書などが主で、さまざまな分析手法が開発されています。質的研究は、広くデータを収集することが前提であるため、量的研究よりも解析には膨大な時間と手間を要するかもしれません。また、データを集めても、知りたいこと・明らかにしたいことが得られるとは限りません。しかし、量的研究だけでなく質的研究に目を向けることで、研究に幅と深みが加わりますので、場合によっては質的研究を取り入れてみることをお勧めします。

量的研究法の手順

事象
（例：服薬アドヒアランスの低下）
↓
仮説の設定
（例：服用回数を減らせば服薬アドヒアランスが高まる）
↓
測定尺度を設定
↓
調査・実験
↓
統計処理等
↓
仮説の検証

質的研究法の手順

事象
（例：服薬アドヒアランスの低下）
↓
観察・データ収集
↓
客観的に眺める
↓
事象の要因やプロセスの探究

（亀井 美和子）

事例編
薬剤師実務のアウトカム

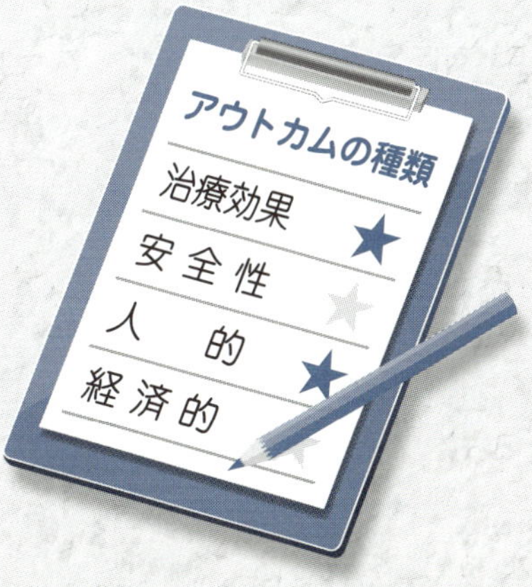

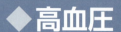

アウトカムの種類	
治療効果	★
安全性	☆
人的	★
経済的	☆

薬剤師が医師と協働して高血圧症者に積極的に介入すると、良好な血圧コントロール、降圧薬の休薬あるいは減量、ライフスタイルの改善をもたらす

Tobari H, et al：Physician-pharmacist cooperation program for blood pressure control in patients with hypertension: A randomized-controlled trial. Am J Hypertens, 23 (10)：1144-1152, 2010.

研究の意義と目的

血圧の高値は動脈硬化の形成・進展、心房細動の発症など、さまざまな経路を介して循環器疾患発症の危険因子となる。我が国では男性37.0%、女性27.8%が高血圧に分類されており（平成29年国民健康・栄養調査）、公衆衛生上重要な健康課題である。推定約4300万人の高血圧症者の約半数が未治療との調査や、降圧薬治療を受けている者の約半数が血圧管理不十分との報告があり、血圧管理は十分とは言い難い。

薬剤師が医師と協働して高血圧症者に対する血圧管理を行った報告の多くは、処方薬の増量・追加、あるいは服薬遵守の向上によるものであった。そこで今回、薬剤師が内科医と協働して、降圧治療の基本である非薬物治療（減量・減塩・節酒・運動）並びに薬物療法を計画的に行い、血圧低下、降圧薬の減量・休薬を含む適正化、及び循環器疾患危険因子の低減効果が得られるか否かをランダム化比較試験にて検討した。

方法

地域の無床診療所に通院し、参加者登録期間（2007年7～9月）において、40～79歳のⅠ～Ⅱ度高血圧症者を研究対象者とした。薬剤師介入群（n＝66）には毎月1回15分（初回は20分）、薬剤師が個別面談を6か月間行い、参加者個人に合わせた降圧目標達成のため、生活習慣の改善並びに医師との協働による処方内容の適正化を行った。降圧達成度の確認並びに処方設計のため、上腕式自動血圧計を配布し、起床時及び就寝時家庭血圧値を収集した。医師－薬剤師間の情報共有については、必要時には直接対面にて相談を行うこととしたが、通常は薬剤師が個人面談の結果並びに相談事項を記載したレポートを診療録に添付し、医師は診療録に対応を記載することにより、通常診療の流れの中で行えるプログラムとなるように工夫した。医師・薬剤師は、家庭血圧データ、情報共有レポート及び診療録を基に対象者と面談を行い、次月までの目標や診療方針を立てるようにした。対照群（n＝66）には薬剤師との個人面談以外の項目（医師による診察並びに薬剤師による副作用のチェックや服薬指導、家庭血圧データのフィードバック）については全て介入群と同様に実施した。また、対照群には、6か月間の試験終了後から介入群と同様のプログラムを実施した。主要評価項目は、①随時及び家庭血圧値、②降圧薬の休薬あるいは減量できた患者数、副次評価項目は、③循環器疾患危険因子となる生活習慣の改善とした。

▶倫理審査
筑波大学人間総合科学研究科並びに大阪大学医学系研究科の倫理委員会の承認を得て実施。

▶診察室血圧
Ⅰ度高血圧：140～159かつ/または90～99 mmHg。Ⅱ度高血圧：160～179かつ/または100～109 mmHg。

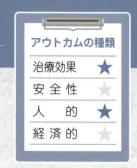

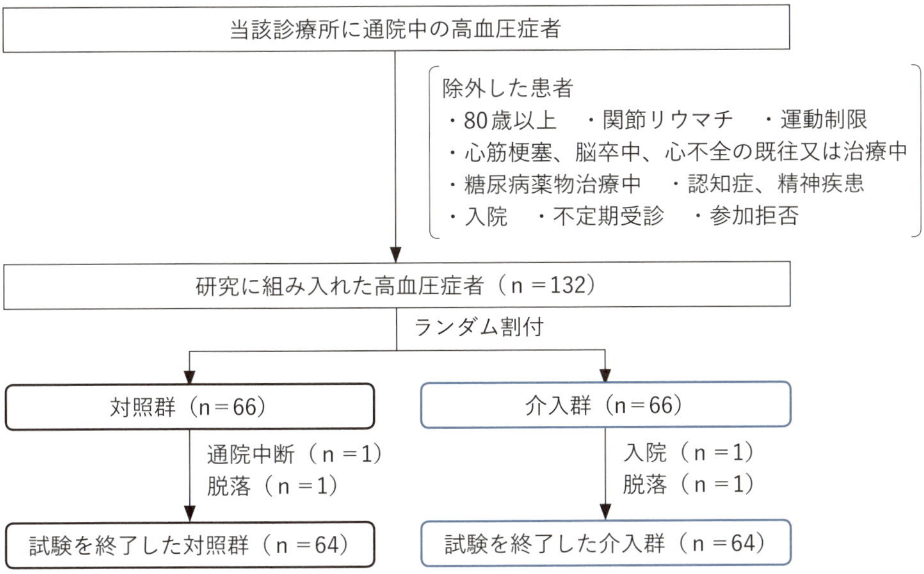

※対照群には試験終了後に介入群と同様のプログラムを実施した。

得られたアウトカム

Ⅰ～Ⅱ度高血圧症者において、内科医－薬剤師協働による計画的な血圧管理により①良好な血圧コントロール、②降圧薬使用量の適正化、③循環器疾患危険因子の低減をもたらした。①介入群では、起床時の家庭収縮期並びに拡張期血圧はいずれも、ベースラインから有意に低下した〔－2.9 mmHg（p＝0.02）／－3.3 mmHg（p＜0.0001）〕。介入前後の変化量は、対照群と比較して、介入群の家庭拡張期血圧が有意に低下した（－2.8 mmHg、95％ CI：－5.5～－0.1、p＝0.04）。②介入群では、降圧薬の減量あるいは休薬し得た患者数の割合は、対照群と比較して有意に高く（31％ vs 8％、p＜0.0001）、降圧薬の増量あるいは追加に至った患者数の割合は有意に低かった（11％ vs 28％、p＝0.03）。③介入群では対照群と比較して、喫煙者数の低下（p＝0.04）、肥満度（BMI）の低下（p＝0.008）、並びに食塩摂取スコアが改善した（p＝0.002）。

項目	介入による変化の概要	
	有意差あり	有意差なし
随時及び家庭血圧値（対照群との比較、共分散分析）	起床時の家庭拡張期血圧の低下（p＝0.04）	起床時の家庭収縮期血圧、就寝時の家庭血圧（拡張期、収縮期）、随時血圧（拡張期、収縮期）
降圧薬処方内容の変更（対照群との比較、ロジスティック回帰分析）	降圧薬の減量・休薬し得た患者数の増加（p＜0.0001） 降圧薬の増量・追加に至った患者数の低下（p＝0.03） 服薬タイミングの変更の低下（p＝0.003）	降圧薬の種類変更

共分散分析

ロジスティック回帰分析

循環器疾患危険因子（対照群との比較、ロジスティック回帰分析・共分散分析）	喫煙者数の低下（p＝0.04） BMIの低下（p＝0.008）	
（対照群との比較、共分散分析）	食塩摂取スコアの改善（p＝0.002）	毎日1合以上の飲酒習慣を有する者の割合、毎日30分を超える有酸素運動習慣を有する者の割合

研究結果の制限や今後の課題

本研究は、約100枚/日の外来処方箋調剤を行う、薬剤師2名体制の診療所内薬局において実施した。本プログラムをデザインするにあたり、薬局薬剤師がプライマリケアを担う医師と連携し、実施可能となるように工夫した。対象者との個人面談をはじめ、参加者全員の家庭血圧機器の管理並びに測定結果の出力、情報提供シートの作成は全て、1名の薬剤師が診療時間外に行い、多忙な薬局業務と両立できることを実証した。このように、医師の診療業務に可能な限り負担をかけずに実施可能なプログラムを構築することが、医師との協働による臨床研究を実施する上で重要である。

また、本研究は、バイアスを制御する最良の方法とされているランダム化比較試験であるが、個人面談並びに処方変更手順書の標準化、測定結果を自動記録する機能が搭載された家庭血圧計の使用、参加者の割付を知らされていない看護師による体格測定を行い、アウトカムにおけるバイアスを可能な限り排除した。また参加者に不利益が生じないように、対照群に対しても、6か月間の試験終了後から介入群と同様のプログラムを実施した。これらは、研究のプロトコール作成時において検討すべき項目である。

しかし、薬剤師が臨床研究を実施する上で最も重要なことは、薬剤師が自身の職能を生かし、目の前の患者の疾病治療、あるいは健康増進に貢献したいと思う情熱である。本研究の実施のきっかけも、当該診療所に受診する地域住民には脳卒中等循環器疾患による入院・死亡者が多く、薬剤師として服薬指導を行う中で、薬剤師が医師と協働して高血圧症者に積極的に介入し、循環器疾患の予防対策を講じる必要性を感じたことによる。

地域医療に従事する薬剤師が、それぞれに情熱を持って取り組んでいる日常業務を、臨床研究という形で、その有効性を検証することは薬剤師の責務ともいえる。臨床研究を特別視せず、日常業務の延長線上で実施できるものと考え、積極的に取り組んでいただきたい。

●関連研究

1）戸張裕子，他：職域従業員を対象とした産業医-薬剤師協働による啓発文書の配布及び広報による高血圧管理活動．日本衛生学雑誌，66（3）：608-615，2011.

●薬剤師実務に取り入れるための参考資料

2）UMIN臨床試験登録システム（https://www.umin.ac.jp/ctr/index-j.htm）

（戸張 裕子）

アウトカムの種類

治療効果	★
安全性	☆
人的	★
経済的	☆

薬局薬剤師が降圧薬服用患者に生活習慣改善の情報提供を行うことで、血圧のコントロールが改善する

Okada H, et al：Effects of lifestyle advice provided by pharmacists on blood pressure: The COMmunity Pharmacists ASSist for Blood Pressure（COMPASS-BP）randomized trial. Biosci Trends, 11（6）：632-639, 2017.

研究の意義と目的

海外の薬局で行われた高血圧患者へのランダム化比較試験の結果をまとめたメタアナリシス[4]によれば、薬剤師が患者へ介入することで血圧のコントロールが改善することが報告されている。我が国では、高血圧患者の77%、非高血圧者でも40%は家庭血圧を測定しており、広く普及している。しかしながら、家庭血圧計を使用した研究はほとんど実施されていない。また、介入群だけでなく対照群にも家庭血圧計を渡し、薬局薬剤師が日常的に行っている「生活習慣改善を後押しする短時間の情報提供」の血圧コントロールへの効果のみを検討した研究は行われていない。

そこで今回、薬局で薬剤師が生活習慣の改善についての情報提供を、降圧薬を服用している高血圧患者へ行い、患者の血圧のコントロール改善効果について検討した。

方法

2014年9月～2015年5月の間で月に20名以上の高血圧患者が来局し、高血圧患者への支援プログラムの研修を受講した薬剤師が在籍する73の薬局（クラスター）が研究に参加した。その薬局において20～75歳で、3か月に1回以上薬局で薬を受け取っている患者を対象とし、参加患者には歩数計と家庭血圧計を貸与した。対照群（n＝61）には「通常どおりの服薬指導」を、介入群（n＝64）には来局時に「血圧を改善する生活習慣改善について、減塩や有酸素運動の推奨など、3分程度でパンフレットを使った情報提供」を行った。主要評価項目は①ベースラインから12週間後の起床時収縮期血圧の変化、副次評価項目は②ベースラインから12週間後の起床時拡張期血圧の変化、③服薬アドヒアランスや生活習慣の変化等とした。

▶倫理審査
京都大学大学院医学研究科・医学部及び医学部附属病院 医の倫理委員会の承認を得て実施。

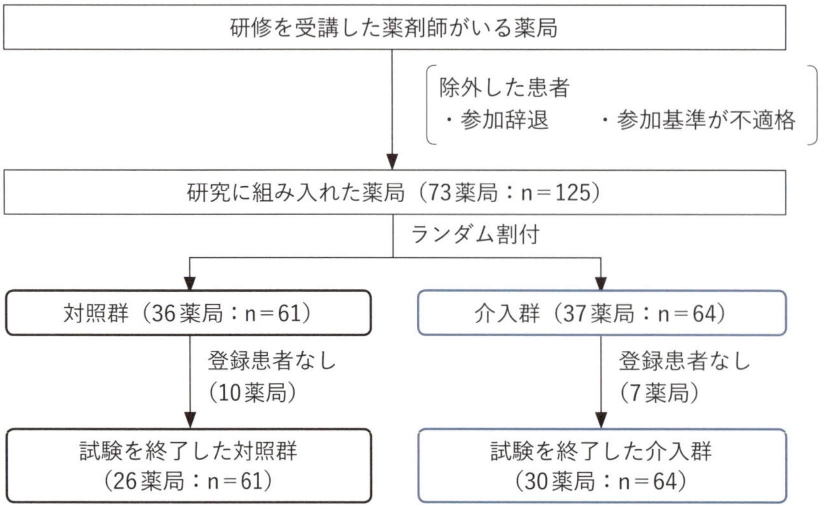

得られたアウトカム

ベースラインから12週間後の収縮期血圧の両群間の差は－6.0 mmHg（介入群：－1.1 mmHg、対照群：＋4.9 mmHg、95%CI：－11.0～－0.9、p＝0.021）であった。MMRMによる解析では、収縮期血圧で2群間の差は－4.5 mmHg（95%CI：－8.5～－0.6、p＝0.024）で、差は小さくなったものの、家庭血圧の繰り返し測定結果でも両群間に差があることが確認された。

他の評価項目については、運動スコア（IPAQ）が介入群で減少した以外は、QOL、BMI、塩分摂取スコア、健康的な生活習慣の知識といった項目は両群間で差が見られなかった。

▶MMRM（mixed effect models for repeated measures）

▶IPAQ
国際標準化身体運動質問票。

項目	介入による変化の概要	
	有意差あり	有意差なし
収縮期血圧 （対照群との比較、スチューデントのt検定）	ベースラインから12週間後の起床時収縮期血圧の低下 （−6.0 mmHg、95％CI：−11.0～−0.9、p＝0.021） ※MMRM解析では−4.5 mmHg（95％CI：−8.5～−0.6、p＝0.024）	
拡張期血圧 （対照群との比較、スチューデントのt検定）	ベースラインから12週間後の起床時拡張期血圧の低下 （−3.4 mmHg、95％CI：−6.5～−0.2、p＝0.026）	ベースラインから12週間後の起床時拡張期血圧の低下 ※MMRM解析（−1.8 mmHg、95％CI：−4.4～0.8、p＝0.169）
生活習慣等 （対照群との比較、スチューデントのt検定）	活動量（IPAQ）の低下 （p＝0.016）	服薬アドヒアランス、WHO-5、QOL（EQ-5D）、BMI、1日の歩数、食塩摂取スコア、QOL、健康的な生活習慣の知識

スチューデントのt検定

研究結果の制限や今後の課題

研究の限界としては、血圧が改善した原因を質問紙などによる調査では検出できなかった点がある。今回、BMIや生活習慣等に変化がなく、薬剤師が減塩についての情報提供を行っているが塩分摂取スコアにも変化がなかった。血圧改善の原因を確かめるためには、24時間蓄尿を行って塩分摂取量を調べることも必要かもしれないが、実際の臨床現場では実施が困難である。また、本研究では、両群患者とも、血圧計と歩数計を渡して、そのデータを2週間記録できた患者に参加してもらった。そのため、参加者は元々血圧改善に高い意欲を持つ患者が参加している可能性が高く、意欲が低い患者に対しては別のアプローチが必要になるであろう。

●関連研究

1）Okada H, et al：Effects of lifestyle intervention performed by community pharmacists on glycemic control in patients with type 2 diabetes: The community pharmacists assist（Compass）project, a pragmatic cluster randomized trial. Pharmacology & Pharmacy, 7：124-132, 2016.
（COMPASS-BP研究と同じく、薬局薬剤師が3分程度の短時間の情報提供を糖尿病患者へ実施したクラスターランダム化比較試験）

●薬剤師実務に取り入れるための参考資料

2）予防医学研究室：Patient Centered Careアプローチ研修（http://www.yobouigaku-kyoto.jp/compass/pharmacist.html）

3）岡田浩：行列ができる薬剤師 3☆（スリースター）ファーマシストを目指せ！, じほう, 東京, 2013.
（COMPASS研究で参加薬剤師に実施した「薬局での3分間動機付け面接」は「Patient Centered Careアプローチ研修」として実施されている。その手法は、COMPASS研究、COMPASS-BP研究の両方で、参加薬剤師の研修として使われた。）

●文献

4）Santschi V, et al：Improving blood pressure control through pharmacist interventions: A meta-analysis of randomized controlled trials. J Am Heart Assoc, 3（2）：e000718, 2014.

（岡田 浩）

◆糖尿病

▷ランダム化比較試験

薬剤師による糖尿病療養支援は、患者の理解度、QOL、血糖コントロールを改善させる

アウトカムの種類	
治療効果	★
安全性	☆
人的	★
経済的	☆

篠原久仁子，他：医療機関と薬局との連携による糖尿病療養支援の実践とその効果について．くすりと糖尿病，2（1）：66-75，2013.

研究の意義と目的

我が国の糖尿病患者数は増加の一途であり、第5次医療法改正（2007）では糖尿病の医療連携体制を各都道府県の医療計画に明示することが求められた。糖尿病患者の多くは通院患者であるため、患者自身の自己管理能力を高めることが治療上重要である。チーム医療による疾病管理プログラムが有用とされており、地域で連携して行うことが必要とされてきていた。しかし当時、地域連携における保険薬局の役割や介入方法は明確でなく、糖尿病の地域連携における薬局薬剤師の介入によるアウトカムを評価した報告はなかった。そこで、地域の医療機関と薬局との情報共有と役割分担を図り、薬局薬剤師が糖尿病療養支援を実践することで得られる効果を評価することを目的とし、研究を行った。

方法

2010年6月～2011年2月の8か月間に、糖尿病専門クリニックに外来通院中の2型糖尿病患者のうち、隣接する薬局に院外処方箋を持参し来局した患者を対象とした。対照群（n＝25）には通常どおりの服薬指導、介入群（n＝25）には来局ごとに患者の自己管理能力を高める療養指導（療養に関する理解度の確認と理解不十分な点の指導）を行った。医師らとの情報共有は糖尿病手帳による患者を通じた報告や、情報提供書を利用した面談による。評価項目は、①薬及び治療に対する理解度、②HR-QOL（SF-8）、③HbA1cとした。

▶倫理審査

昭和大学薬学部倫理審査委員会の承認を得て実施。

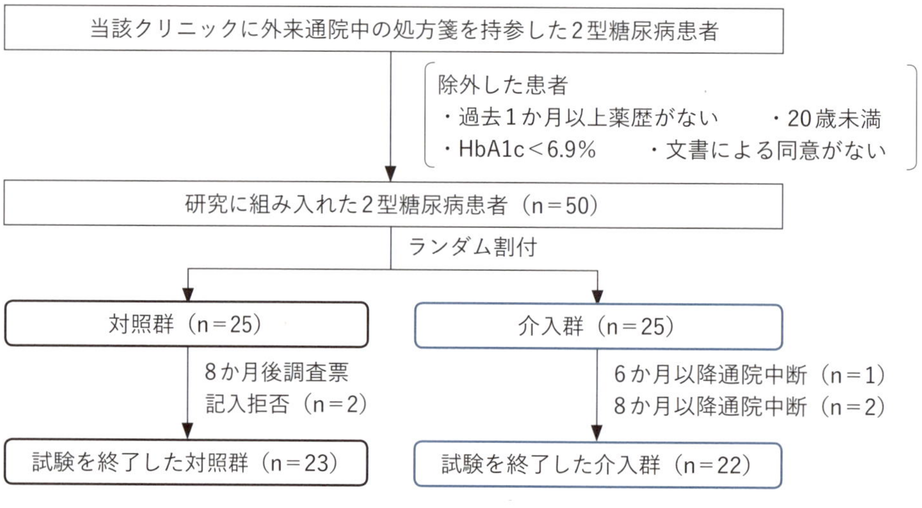

得られたアウトカム

①介入群で有意に向上したのは、「健康食品との飲み合わせ」の理解度、「糖尿病型」の理解度、「フットケア」の理解度であった。②QOL評価では「全体的健康感」が介入群で有意に改善した。③HbA1cは介入群で開始時の7.7%から6か月後に0.6%低下し、開始時からの変化量は対照群（7.5%から0.1%低下）より有意に大きかった（p = 0.015）。介入群は8か月後も再上昇せず（0.6%低下）、開始時からの変化量は対照群（0.1%低下）より有意に大きかった（p = 0.016）。

項目	介入による変化の概要	
	有意差あり	有意差なし
薬に関する理解度 （対照群との比較、スチューデントのｔ検定）	健康食品との飲み合わせの理解度向上 （4か月後：p＝0.046）	薬の名前、薬の働き、薬の飲み方、薬の飲み忘れ、薬の副作用、他の薬との飲み合わせ
治療に関する理解度 （対照群との比較、χ^2検定）	糖尿病型の理解度向上 （4か月後：p＝0.002、8か月後：p＝0.015） フットケアの理解度向上 （4か月後：p＝0.017）	食事、運動、低血糖、検査値、シックデイ
HR-QOL（SF-8）の変化 （対照群との比較、スチューデントのｔ検定）	全体的健康感の改善 （4か月後：p＝0.019）	身体機能、日常役割機能（身体）、体の痛み、活力、社会生活機能、心の健康、日常役割機能（精神）、身体的健康、精神的健康

スチューデントのｔ検定

χ^2検定

研究結果の制限や今後の課題

本研究では、限定した医療機関と薬局との連携であり、薬局内でプライバシーを確保できるスペースがあり、薬剤師との面談が可能な人員体制であることが、患者に合わせて十分な療養支援をできた要因である。忙しい業務の中で行うには、1回の介入項目を減らし何回にも分けて指導する、コントロール不良な患者や行動変容が困難な患者を中心に介入するなどの工夫が必要である。

●薬剤師実務に取り入れるための参考資料

1）糖尿病健康管理シート（本論文に記載）

（亀井 美和子）

◆糖尿病

▷クラスターランダム化比較試験

薬局薬剤師による短時間の動機づけでもHbA1cは改善する

アウトカムの種類

治療効果	★
安全性	☆
人的	★
経済的	☆

Okada H, et al：Effects of lifestyle intervention performed by community pharmacists on glycemic control in patients with type 2 diabetes: The community pharmacists assist (Compass) project, a pragmatic cluster randomized trial. Pharmacology & Pharmacy, 7：124-132, 2016.

研究の意義と目的

海外の薬局で行われた糖尿病患者へのランダム化比較試験の結果をまとめたメタアナリシス[4)]によれば、薬剤師が、糖尿病患者の生活習慣改善の支援を行うことでHbA1cが改善することが報告されている。しかし、それらの介入研究では、薬局でカウンセリングや血液検査が実施されており、日本の薬局では時間がかかり過ぎて実施が難しい。

そこで今回、薬局で薬剤師が生活習慣改善についての情報提供を糖尿病患者へパンフレットを使って行い、その血糖コントロール改善効果を検討した。

方法

毎日、糖尿病患者が来局し、糖尿病患者への支援プログラムの研修を受講した薬剤師が在籍する50の薬局（クラスター）が研究に参加した。その薬局において20～75歳で、3か月以上HbA1c 8%が継続している血糖コントロール不良な2型糖尿病患者を対象とした。対照群（n＝57）には「通常どおりの服薬指導」を、介入群（n＝106）には「歩数計を渡し、患者の来局時には、生活習慣改善について、3分程度でパンフレットを使った情報提供」を6か月間行った。主要評価項目は①ベースラインから6か月後のHbA1cの変化、副次評価項目は②服薬アドヒアランスや生活習慣の変化等とした。

▶倫理審査

京都医療センター倫理審査委員会の承認を得て実施。

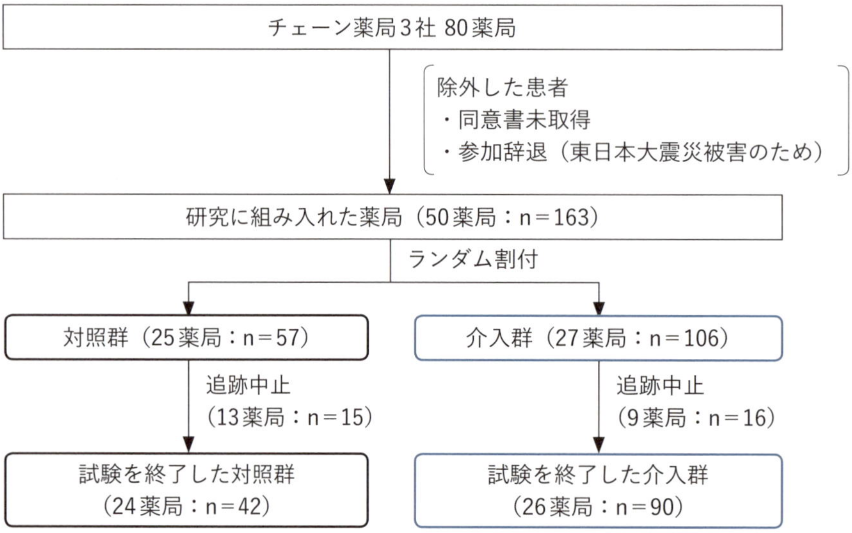

得られたアウトカム

HbA1c〔平均値（SD）〕は対照群で8.7（0.6）％から8.4（1.1）％、介入群は8.7（0.6）％から8.0（1.1）％に低下しており、両群間の差は－0.4％（95%CI：－0.74～－0.06、p＝0.021）であった。

他の評価項目については、健康的な生活についての知識スコアは介入群で向上したものの、BMI、運動（IPAQ）、糖尿病治療満足度（DTSQ）、健康的な生活習慣（7 habits）、服薬アドヒアランスは2群間で差が見られなかった。

項目	介入による変化の概要	
	有意差あり	有意差なし
HbA1c （対照群との比較、対応のないt検定）	ベースラインから6か月後のHbA1cの低下（－0.4%、95% CI：－0.74～－0.06、p＝0.021）	
生活習慣等 （対照群との比較、対応のないt検定）	健康的な生活習慣の知識スコアの改善（＋1.4点、95% CI：0.4～2.4、p＝0.005）	BMI、活動量（IPAQ）、服薬アドヒアランス、糖尿病治療満足度（DTSQ）、糖尿病治療薬の種類数、健康的な生活習慣

対応のないt検定

研究結果の制限や今後の課題

研究の限界としては、1）試験期間が6か月間という短い期間であること、2）HbA1cが8％以上の血糖コントロール不良の患者を対象としている、3）HbA1cが改善した原因が生活習慣について調べた副次評価項目で変化がないため明らかになっていない、4）脱落した薬局が非常に多い点などが挙げられる。本研究で多くの薬局が脱落した原因は、研究開始が2011年（平成23年）3月で、関東・東北で参加していた薬局が、開始直後に東日本大震災の被害を受けたことによる。

●関連研究

1）Okada H, et al：Effects of lifestyle advice provided by pharmacists on blood pressure: The COMmunity Pharmacists ASSist for Blood Pressure（COMPASS-BP）randomized trial. Biosci Trends, 11（6）：632-639, 2017.
（COMPASS研究と同じく、薬局薬剤師が3分程度の短時間の情報提供を高血圧患者へ実施した研究）

●薬剤師実務に取り入れるための参考資料

2）予防医学研究室：Patient Centered Careアプローチ研修（http://www.yobouigaku-kyoto.jp/compass/pharmacist.html）
3）岡田浩：行列ができる薬剤師 3☆（スリースター）ファーマシストを目指せ！，じほう，東京，2013.
（COMPASS研究で参加薬剤師に実施した「薬局での3分間動機付け面接」は「Patient Centered Careアプローチ研修」として実施されている。また、研究で使われた患者動機づけの手法と配布資料は3）の書籍に詳しい。）

●文献

4）Collins C, et al：Effect of pharmacist intervention on glycemic control in diabetes. Diabetes Res Clin Pract, 92（2）：145-152, 2011.

（岡田 浩）

アウトカムの種類	
治療効果	★
安全性	☆
人的	★
経済的	☆

薬剤師による外来喘息教室での服薬指導は、吸入薬の治療効果や患者のアドヒアランスを向上させ、患者満足度も高い

山田真之亮，他：外来喘息教室における吸入指導後の症状・アドヒアランス及び患者満足度の評価．YAKUGAKU ZASSHI，131（11）：1629-1638，2011．

研究の意義と目的

喘息管理の国際指針では、吸入薬を用いた吸入療法を中心とした治療法が示されている。吸入薬は、内服薬や注射薬とは異なり局所に作用するため、全身的な副作用はほとんどなく、安全でより効果的である。しかし、不適切な吸入操作では十分な効果が期待できない。2001年、名古屋大学医学部附属病院では喘息・COPDの患者を対象とした薬剤師外来を開設した。本研究では、薬剤師外来における薬剤師による吸入指導が、患者の自覚症状、アドヒアランスや患者満足度などに影響し、治療に有益であるか明らかにすることを目的とした。

方法

2007年1月～2009年3月及び2010年4月～2011年3月に当該呼吸器内科を受診し、薬剤師外来で吸入指導を初めて受けた患者37名を対象とした。解析対象は、約1か月後に再受診し、薬剤師外来に再来した26名とした。評価項目は、吸入指導前及び指導後における①喘息の薬物療法に対する理解〔吸入器具、吸入手順、うがいや治療薬の理解、コンプライアンス、ピークフロー（PEF）メーターの操作、及び喘息日記〕、②自覚症状（ACTやACQ）、③肺機能（PEF値）、④アドヒアランス（DAI-10）、及び⑤患者満足度（CSQ-8J）とした。

▶倫理審査
名古屋大学医学部倫理審査委員会の承認を得て実施。

▶ACT
喘息コントロールテスト。

▶ACQ
喘息コントロール質問票。

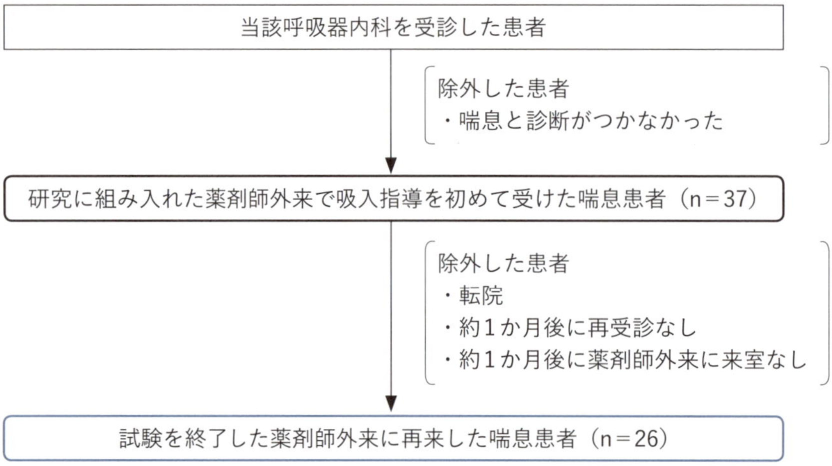

※試験を終了した26名を解析対象とした。

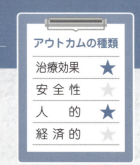

得られたアウトカム

介入前後で有意に向上あるいは改善した項目は、①喘息の薬物療法に対する理解、②自覚症状（ACT：17→22点に増加し改善、ACQ：1.5→0.5点に減少し改善）、③肺機能（％PEF：73％→77％に増加し改善）、④アドヒアランス（DAI-10：4.2点→6.4点に増加し改善）であった。介入後の⑤患者満足度（CSQ-8J）の総得点は28点（32点満点）であり、高値であった。

項目	介入による変化の概要	
	有意差あり	有意差なし
喘息の薬物療法に対する理解 （ウィルコクソンの符号順位検定）	吸入器具（吸入補助具の使用の有無、吸入器具の操作、インチェックを用いた吸入速度）、吸入手順（息の吐き出し、胸いっぱいに吸入、息止め）、うがい、治療薬の理解、コンプライアンス、PEFメーターの操作、喘息日記の記入の評点の増加（全項目p＜0.01）	
自覚症状 （ウィルコクソンの符号順位検定）	ACT、ACQの改善（p＜0.01）	
肺機能 （ウィルコクソンの符号順位検定）	%PEFの改善（p＜0.05）	
アドヒアランス （ウィルコクソンの符号順位検定）	DAI-10の改善（p＜0.05）	
項目	介入後の概要	
患者満足度	CSQ-8J高値（32点満点中28点）	

ウィルコクソンの符号順位検定

研究結果の制限や今後の課題

本研究では、薬剤師外来での吸入指導前後における手技や症状などの変化を正確に評価するため、約1か月後に来室のなかった患者を調査対象外とした。そのため、調査期間に対して症例数が少なく、本結果の解釈に選択バイアスの可能性があるかもしれない。今後の課題として、喘息症状、QOL、病識、あるいは薬識とアドヒアランスとの関係について、喘息患者以外の呼吸器疾患である慢性閉塞性肺疾患（COPD）患者に対する薬剤師による吸入指導の有用性についても検討していく必要がある。

●関連研究
1）倉田洋子，他：外来喘息教室における薬剤師の役割とその効果について．医療薬学，35（2）：145-151，2009.
2）永井智子，他：薬剤師外来における吸入指導：服薬アドヒアランスに影響を与える要因．医療薬学，40（7）：375-382，2014.

●薬剤師実務に取り入れるための参考資料
3）鳥居綾，他：吸入指導のコツと薬剤師吸入外来の取り組み――吸入療法支援における薬剤師の重要性．月刊薬事，60（12）：2266-2270，2018.

（鳥居 綾、野田 幸裕）

アウトカムの種類	
治療効果	★
安全性	☆
人的	★
経済的	☆

【笠間モデル】医療機関と地域連携の下、薬局を訪れた禁煙希望者に薬剤師が関わることで、禁煙成功率が上がる

Watanabe F, et al：Assessment of assistance in smoking cessation therapy by pharmacies in collaboration with medical institutions—Implementation of a collaborative drug therapy management protocol based on a written agreement between physicians and pharmacists—. YAKUGAKU ZASSHI, 136 (9)：1243-1254, 2016.

研究の意義と目的

喫煙が、各種疾患の危険因子であることは広く知られており、禁煙に対する関心が高まっている。我が国では2001年以降、次々と禁煙補助薬がOTC化され、さらに2006年には「ニコチン依存症管理料」が新設され、禁煙方法の選択の幅が広がっている。禁煙指導に関する先行研究では薬剤師が介入することによる有効性が示されているが、薬局が医師と連携して実施するといった報告はなかった。そこで、薬局薬剤師が禁煙希望の患者に最適な禁煙方法を選択し、かつ医師と協働して継続的な禁煙サポートが可能となる薬物治療管理の仕組みを構築し、評価した。

方法

実施者は、茨城県の笠間薬剤師会に所属している10薬局の薬剤師11名と、禁煙外来を行っている2医療機関の医師2名である。介入群の対象者は参加者登録期間（2013年4月～2015年3月）に新規に禁煙治療を希望する来局者及び禁煙補助薬が処方された20歳以上の者（n＝40）とした。副作用発生時等に薬剤師が判断する基準は、医師・薬剤師・大学教員が協議を重ね作成した「薬物治療管理プロトコル」を使用した。

▶倫理審査
日本大学薬学部倫理審査委員会の承認を得て実施。

介入群では、医療機関から禁煙補助薬の処方箋が発行された場合には、禁煙サポートプログラム〔標準的な禁煙治療プログラム（12週間で初回と禁煙開始後2・4・8・12週間後の計5回の禁煙指導）＋薬局薬剤師によるサポート1回（禁煙開始後3～10日）〕を行った。新規の禁煙希望者・禁煙相談者の来局時には、受診が必要か否かを確認し、受診が必要・受診を希望する場合には医師に紹介した。来局者に受診の必要がなければOTC医薬品による治療（保険適応外など医師から薬局への紹介を含む）となり、薬局薬剤師が禁煙治療サポートを行った。OTC医薬品による治療中に、症状悪化・改善が見られないなどの場合には、薬剤師から医師に紹介した。評価は12週間にわたる禁煙治療の終了時点で4週間以上の禁煙に成功している者、及び12週間にわたる禁煙治療を継続しなかったが治療中止時に禁煙していた者を禁煙成功者とした。なお、使用する禁煙補助薬はバレニクリン及びニコチン含有製剤（医療用貼付剤、OTC医薬品貼付剤・ガム）とした。

対照群は、介入群の研究開始前（2013年4月～2015年3月）の期間について、2医療機関が社会保険事務局長に提出した「ニコチン依存症管理料に係る報告書」データ（n＝254）を用いた。この対照群では標準的な禁煙治療プログラム（12週間で計5回の禁煙指導）が行われている。

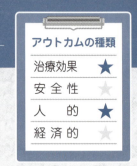

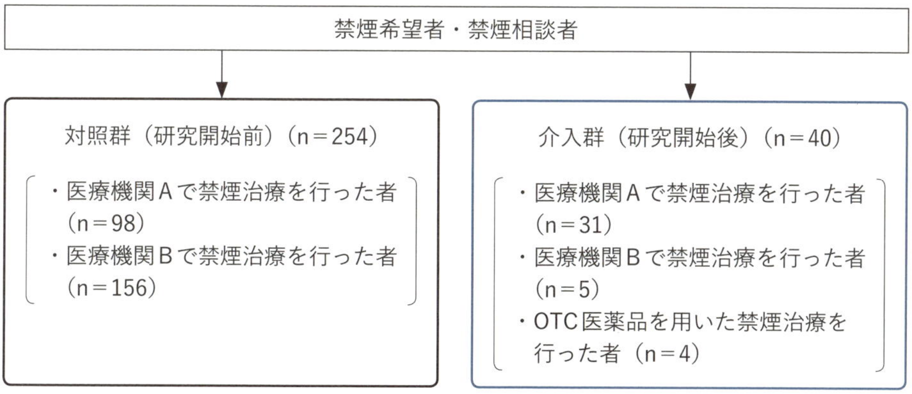

※医療機関を受診した禁煙希望者・禁煙相談者のうち、保険適応外などは医療機関から薬局に紹介
※新規に薬局に来局した禁煙希望者・禁煙相談者のうち、受診が必要・受診を希望する場合は薬局から医療機関に紹介
※OTC医薬品での治療で症状悪化・改善が見られないと判断した時は、薬局から医療機関に紹介（あらかじめ作成した「薬物治療管理プロトコル」に基づく）

得られたアウトカム

医療機関Aでは、研究開始前の禁煙成功率は40.8％（98人中40人）であったが、研究開始後の研究参加者の禁煙成功率は64.5％（31人中20人）と23.7ポイント向上した（p＝0.024）。医療機関Bでは、研究開始前の禁煙成功率は42.9％（156人中67人）であったが、研究開始後の研究参加者の禁煙成功者は100.0％（5人中5人）と57.1ポイント向上した（p＝0.017）。OTC医薬品を用いた禁煙治療では75.0％（4人中3人）が禁煙に成功した。なお、研究開始後の医療用医薬品及びOTC医薬品を用いた禁煙治療全体での禁煙成功率は70.0％であった。

項目	介入による変化の概要	
	有意差あり	有意差なし
禁煙成功率 （対照群との比較、フィッシャーの正確確率検定）	医療機関A：12週間後の禁煙成功率の向上（p＝0.024） 医療機関B：12週間後の禁煙成功率の向上（p＝0.017）	
項目	介入後の概要	
禁煙成功率	薬局：12週間後の禁煙成功率75.0％	

フィッシャーの正確確率検定

研究結果の制限や今後の課題

本研究は、研究開始前に薬局で応需した禁煙補助薬の処方箋の禁煙成功率、及び薬局で販売したOTC医薬品ニコチン含有製剤での禁煙成功率を取得することが不可能だったため、協力医療機関が社会保険事務局長に提出している「ニコチン依存症管理料に係る報告書」の研究開始前の禁煙成功率との前後比較、及び厚生労働省の禁煙成功率の実態調査データとの比較を行った。しかしながら、「対照群をおいた前向き介入研究」ではないことから比較対象が適切であるとは言い難い。また、標準的な禁煙治療プログラムの12週間を参考にプロトコルの作成を行ったが、12週間後も継続してサポートするような仕組みを検討することも今後の課題としたい。

（渡邉 文之）

外来がん患者への薬学的介入は医療経済効果がある

アウトカムの種類

治療効果	☆
安全性	★
人的	☆
経済的	★

河添仁，他：外来化学療法におけるがん患者指導管理料3の臨床的アウトカムと医療経済効果の推算．医療薬学，42（4）：228-236，2016.

研究の意義と目的

既に、外来化学療法患者への服薬指導、副作用モニタリング、支持療法の処方提案は多数報告されているが、それらを行うにはマンパワー不足の問題や時間的制約が伴う。これまでに、外来化学療法患者への薬学的介入が及ぼす医療経済効果を評価した報告は少ない。その医療経済効果を評価することは多施設におけるマンパワーの確保につながることが期待される。今回、外来化学療法患者への薬学的介入から得られる医療経済効果を検証した。

方法

対象者は2014年8月～2015年8月の間に「がん患者指導管理料3」の算定を行った患者のうち、薬剤師の説明による算定を行った患者（n＝582）とした。薬学的介入による医療経済効果を推算する方法は、田坂ら[1)]の方法に準じた。すなわち、重大な副作用の回避又は重篤化の回避に対して1件あたり2,140,000円の医療経済効果（2011年度医薬品副作用被害救済制度の1件あたりの支給額2,146,391円より設定）、また、がん化学療法への介入は1件あたり112,000円（個々の薬学的介入の5.21％が重大な副作用の回避又は重篤化の回避につながると仮定し、介入1件あたりの医療経済効果を2,146,391円×5.21件÷100件＝111,827円から設定）の医療経済効果があると仮定して推算した。

▶倫理審査
愛媛大学医学部倫理委員会の承認を受け実施。

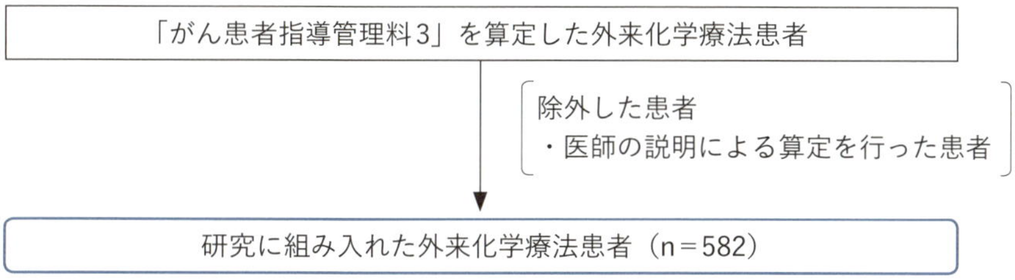

得られたアウトカム

「がん患者指導管理料3」の算定延べ件数は582件であり、副作用に対する薬学的介入後に転帰が改善した事例に関してGrade 1、Grade 2、及びGrade 3の軽減はそれぞれ14件、11件、4件で医療経済効果は合計11,360,000円と推算された。すなわち、「がん患者指導管理料3」の算定対象患者において、副作用に対する薬学的介入による改善率は5.0％（29件÷582件＝0.050）の割合で生じて、1件あたり医療経済効果は392,000円(11,360,000円÷29件＝391,724円)となった。

薬学的介入前の副作用Grade	介入内容	件数	医療経済効果（円）
Grade 3	支持療法の処方提案	4	2,140,000 × 4 ＝ 8,560,000
Grade 2	支持療法の処方提案	11	112,000 × 11 ＝ 1,232,000
Grade 1	支持療法の処方提案	10	112,000 × 10 ＝ 1,120,000
Grade 1	希釈液変更提案、その他*	4	112,000 × 4 ＝ 448,000
合計		29	11,360,000

＊その他：プレドニゾロンの漸減の処方提案

研究結果の制限や今後の課題

本研究の限界としては薬剤師人員配置の観点から指導時間あたりの費用対効果を評価できなかったことである。また、近年、質調整生存年（QALYs：quality adjusted life years）をアウトカムとして用いる研究も報告されている。本研究は外来化学療法のさまざまながん種、ステージ、レジメン等を対象としているため、今後QALYsによる評価に必要なモデル構築を検討する必要がある。

●関連研究

1）田坂祐一，他：薬剤師による薬学的介入から得られる医療経済効果の推算．医療薬学，40（4）：208-214，2014.

（田中 亮裕）

▷後ろ向きコホート研究（要因対照研究）

病院薬剤師が診察前面談を行うことで、患者のQOLを維持又は向上させる

アウトカムの種類

治療効果	☆
安全性	☆
人的	★
経済的	☆

田中和秀，他：薬剤師による診察前面談が乳がん外来化学療法患者のQOLに及ぼす影響
～がん患者指導管理料3導入前後の比較～．医療薬学，42（11）：727-737，2016.

研究の意義と目的

がん化学療法は、広く外来にて施行されるようになり、薬剤師も患者指導や副作用モニタリング、主治医への提案などを通じて、外来がん化学療法及びチーム医療の一端を担っている。薬剤師の関与により副作用軽減などの有益性を認めた報告はあるが、生活の質（QOL）への影響は明らかではない。がん化学療法は、治療効果のみが優先されるのではなく、患者の日常生活やQOLを大きく損なうことなく治療を進めることが非常に重要であり、薬剤師の関与がQOLに及ぼす影響を調査した。

▶QOL（quality of life）

方法

2013年12月～2015年11月の期間に、岐阜市民病院乳腺外科で初めて外来がん化学療法を受けた乳がん患者を対象とした。期間は薬剤師による診察前面談が病院運営方針として決定した時点で分け、前半を対照群（n = 18）、後半を薬剤師の診察前面談を行う介入群（n = 19）とした。介入群では、「がん患者指導管理料3」に準じて患者ごとに個別に治療薬・支持療法薬の説明・指導、副作用モニタリングを行った。①QOLは日本語版EQ-5Dを用いて、治療前、2サイクル前（1サイクル後）、3サイクル前（2サイクル後）に調査し、EQ-5D効用値に変換した。②副作用はCTCAEのGrade別に看護師が評価した。

▶**倫理審査**
岐阜市民病院倫理委員会の承認を得て実施。

▶EQ-5D（EuroQol 5 Dimension）

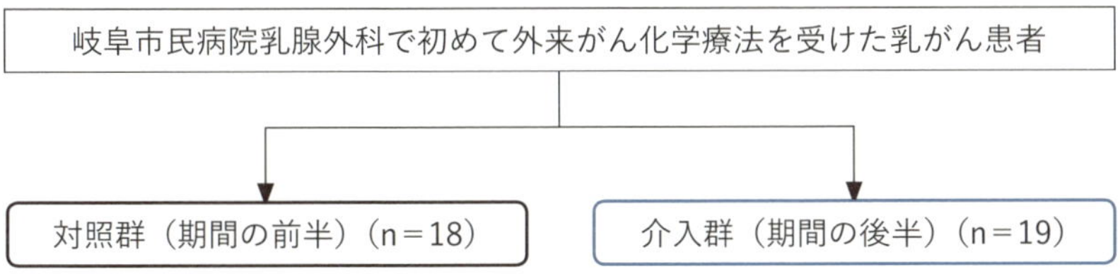

得られたアウトカム

①EQ-5Dの回答では、治療開始後に「不安/ふさぎ込み」が対照群で軽度に減少したのに対し、介入群では大きく減少した。QOLを数値化したEQ-5D効用値は、治療開始後に対照群で大きく低下したのに対し、介入群では2サイクル後に上昇を認めた。治療前と2サイクル後の差の比較では、対照群が0.055（SD：0.131）、介入群が－0.038（SD：0.139）であり両群間で有意な差を認めた（p = 0.042）。②副作用の悪心・嘔吐では、有意差は認めなかったものの、1サイクル後、2サイク

ル後とも一貫して介入群での発現が少ない傾向が見られた。

項目	介入による変化の概要	
	有意差あり	有意差なし
EQ-5D効用値（対照群との比較、対応のないｔ検定）	QOL低下の改善（2サイクル後：p＝0.042）	QOL低下の改善（1サイクル後）
副作用発現状況（対照群との比較、フィッシャーの正確確率検定）		貧血、便秘、口腔粘膜炎、悪心、嘔吐、倦怠感、血小板数減少、白血球減少、食欲低下、末梢性感覚ニューロパチー、皮膚及び皮下組織障害（全て1サイクル後、2サイクル後）

対応のないt検定

フィッシャーの正確確率検定

研究結果の制限や今後の課題

薬剤師は、患者面談において副作用発現状況を正確に把握して、個々の患者状態に応じた支持療法を豊富な薬学知識より提案し、そして必要とされる副作用対策を患者に指導した。これらの介入は、不安やふさぎ込みといった患者心理を改善させ、提案した支持療法が効果を発揮することで副作用の軽減に寄与した結果、QOL向上に貢献したと考えられる。がん種、性別、調査数及び研究デザインに制限がある結果であるため、他のがん種や十分な調査数で、前向きランダム化比較試験などの信頼度の高い手法を用いて検討する必要がある。

●関連研究

1）Tanaka K, et al：Impact of pharmacist counseling on reducing instances of adverse events that can affect the quality of life of chemotherapy outpatients with breast cancer. J Pharm Health Care Sci, 4：9, 2018.

●薬剤師実務に取り入れるための参考資料

2）福原俊一：臨床研究の道標 7つのステップで学ぶ研究デザイン 第2版 上巻・下巻, 認定NPO法人 健康医療評価研究機構（iHope International), 京都, 2017.

（田中 和秀）

アウトカムの種類	
治療効果	★
安全性	☆
人的	☆
経済的	★

慢性期統合失調症患者の処方に薬剤師が介入することで、抗精神病薬の用量や数を減少させ、医療費を下げる

Hashimoto Y, et al : Effect of pharmacist intervention on physician prescribing in patients with chronic schizophrenia: a descriptive pre/post study. BMC Health Service Research, 16 : 150, 2016.

研究の意義と目的

有用な根拠が存在しないにもかかわらず、慢性期統合失調症患者の約3分の1は、抗精神病薬の多剤併用大量処方を受けている。このような処方は、副作用の発現、服薬ノンアドヒアランスを産み出し、症状の再発を助長し、これは医療費の増大にもつながる。

2010年に厚生労働省は、薬剤師を含む多職種医療スタッフが個々にその職能を発揮し、互いに連携・補完し合い、質及び安全性の高い医療を提供するよう医政局長通知を出した。

本研究では、慢性期統合失調症患者に対して薬剤師による処方介入が有用であるか否かについて検討した。

方法

対象患者は、抗精神病薬を1種類以上服用しているさわ病院に入院中の慢性期統合失調症患者で、過去1年間（2010年11月1日～2011年10月31日）薬剤師介入がなく、介入直前3か月間に処方変更がない者とした。薬剤師はこれらの対象者に対して1年間（2011年11月1日～2012年10月31日）処方介入を行った。介入内容は、医師との処方協議（抗精神病薬等の減量・中止の方法）、副作用の確認である。介入前後における、①抗精神病薬の投与量（クロルプロマジン換算量）と剤数、②抗パーキンソン病薬、ベンゾジアゼピン受容体作動薬、気分安定薬の併用率、③患者の隔離室使用率、及び④薬剤費を比較し、薬剤師の有用性の指標とした。

▶倫理審査

さわ病院の倫理審査委員会の承認を得て実施。

さわ病院入院中の慢性期統合失調症患者

↓

組み入れ条件
・抗精神病薬を1種類以上服用している
・過去1年間薬剤師介入がない
・症状が安定し介入直前3か月間に処方変更がない

↓

研究に組み入れた慢性期統合失調症患者（n＝63）

↓

除外した患者
・症状悪化（n＝10）
・退院（n＝1）

↓

試験を終了した1年間薬剤師が介入した慢性期統合失調症患者（n＝52）

＊試験を終了した52名を解析対象とした。

得られたアウトカム

介入前後において、①抗精神病薬の投与量〔982.6（200.0～2395.1）mg→857.6（75.0～2418.6）mg〕、剤数〔2.0（1.0～6.0）剤→2.0（1.0～5.0）剤〕とも、有意に低下した（それぞれ$p < 0.001$、$p = 0.025$）。②抗パーキンソン病薬及びベンゾジアゼピン受容体作動薬の併用率は、薬剤師の介入により低下したが有意な差は見られなかった。③患者の隔離室の使用頻度は、薬剤師の処方介入により減少傾向（44.2%→28.8%）を示した（$p = 0.077$）。④薬剤師介入前後の薬剤費（USD ※1USD＝123円）を比較すると、全薬剤〔10.33（1.33～104.79）USD→8.76（0.45～34.16）USD〕、抗精神病薬〔8.04（0.25～32.47）USD→6.48（0.25～33.66）USD〕、向精神薬〔9.42（0.25～64.12）USD→7.68（0.25～34.05）USD〕の全てにおいて有意に低下した（それぞれ$p = 0.045$、$p = 0.016$、$p = 0.004$）。

項目	介入による変化の概要	
	有意差あり	有意差なし
抗精神病薬（ウィルコクソンの符号順位検定）	投与量の低下（p＜0.001） 剤数の低下（p＝0.025）	
向精神薬併用率（フィッシャーの正確確率検定）		抗パーキンソン病薬の併用率、ベンゾジアゼピン受容体作動薬の併用率、気分安定薬の併用率
患者の隔離室使用率（フィッシャーの正確確率検定）		患者の隔離室使用率
薬剤費（ウィルコクソンの符号順位検定）	全薬剤費の低下（p＝0.045） 抗精神病薬の薬剤費の低下（p＝0.016） 向精神薬の薬剤費の低下（p＝0.004）	

ウィルコクソンの符号順位検定

フィッシャーの正確確率検定

研究結果の制限や今後の課題

対照群を設けていないこと、介入前後では時間経過があることから、必ずしも薬剤師の介入だけが抗精神病薬の減量・中止、薬剤費を下げることにつながったか否かは判断できない。また、1施設の研究結果であり、サンプルサイズも52名と少ないため、この結果を一般化することは難しい。

今後も対照群を設けることは困難であるが、他施設を含め規模を拡大し介入を行い、薬剤師の臨床業務が医療へ貢献できることを示していきたい。また、代用エンドポイントだけでなくQOLなど真のエンドポイントを指標として含めた研究が必要だと考える。

●薬剤師実務に取り入れるための参考資料

1）抗精神病薬の減量法（本論文に記載）

（橋本 保彦）

▷後ろ向きコホート研究（要因対照研究）

透析患者における血清ヘモグロビン値の適正化に薬剤師介入は有用である

アウトカムの種類	
治療効果	★
安全性	★
人的	☆
経済的	☆

Ohnishi J, et al：Effect of pharmacist management on serum hemoglobin levels with renal anemia in hemodialysis outpatients. Biol Pharm Bull, 34（10）：1609-1612, 2011.

研究の意義と目的

透析患者は慢性腎臓病に伴う骨・ミネラル代謝異常や腎性貧血、高血圧等の合併症のため複数の疾患に罹患していることが多く、多剤併用投与が一般的である。そのため、医師のみでは患者の病態・薬物治療の問題等の詳細を把握することは困難である。

そこで、本研究では薬剤師が医師の回診に同行し、透析患者の血液検査結果、病態の把握、薬剤の適正使用や副作用防止の提案を積極的かつ継続的に行うことで病態改善に寄与できるかについて検討した。

方法

2007年11月～2008年10月の期間に水島協同病院で継続して血液透析を行っている患者を対象患者とし、後ろ向きにカルテ調査を行った。薬剤師は2008年4月より血液透析チームの一員として血液透析患者に関わるようになったため、期間の前半（2007年11月～2008年3月）は薬剤師非介入時期（n＝84）、期間の後半（2008年4～10月）は薬剤師介入時期（n＝84）である。調査期間における貧血の指標として血液中のヘモグロビン値の変化を調査した。ヘモグロビン値の管理目標値は「慢性腎臓病患者における腎性貧血治療のガイドライン」を参考にした。すなわち、ヘモグロビン値が10 g/dL以下を低値群、10～12 g/dLを目標値群、12 g/dL以上を高値群とした。

▶倫理審査
水島協同病院倫理委員会の承認を得て実施。

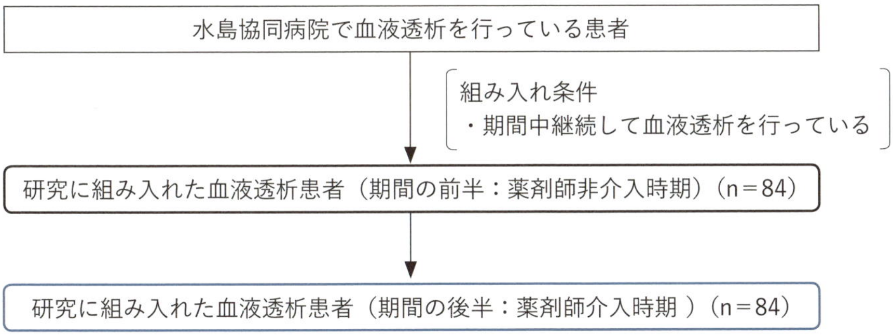

得られたアウトカム

薬剤師非介入時期ではヘモグロビン低値群の患者は有意にヘモグロビン値の上昇（$p < 0.05$）が認められ、平均ヘモグロビン値は増加した。しかし、高値群において

は有意なヘモグロビン値の低下は認められず治療が困難化していた。薬剤師介入時期ではヘモグロビン低値群の患者のヘモグロビン値は非介入時期と同様に有意に増加（p＜0.01）し、平均ヘモグロビン値は増加した。その一方で、非介入時期とは異なりヘモグロビン高値群ではヘモグロビン値が有意に低下（p＜0.01）し、さらに治療目標値を達成した患者の割合が増加した（p＝0.03）。

項目	介入による変化の概要	
	有意差あり	有意差なし
血清ヘモグロビン値（調査開始時との比較、一元配置分散分析とダネットの検定）	高値群におけるヘモグロビン値の低下（p＜0.01）	
治療目標値の達成（χ^2検定）	治療目標値を達成した患者の割合の増加（p＝0.03）	

一元配置分散分析とダネットの検定

χ^2検定

研究結果の制限や今後の課題

腎性貧血は血液透析患者に頻発する合併症であり、各臓器の機能低下とともに患者のQOLを規定する大きな要因である。薬剤師は患者のヘモグロビン値、血清フェリチン値及びトランスフェリン飽和度を確認し、その結果を判断してエリスロポエチン製剤及び鉄剤に関して医師へ処方提案を行い、その結果、透析患者の貧血管理が可能となった。しかし、重症度、透析歴、食事や栄養状態をはじめとする生活習慣の影響及び運動量などの生活背景については検討を行っていない。この点を考慮した研究を今後行う必要がある。

●関連研究

1）江川真季，他：2型糖尿病および高脂血症患者の治療効果を高めるための服薬指導の実態調査．日本病院薬剤師会雑誌，46（10）：1386-1389，2010.

●薬剤師実務に取り入れるための参考資料

2）2015年版 日本透析医学会 慢性腎臓病患者における腎性貧血治療のガイドライン．透析会誌，49（2）：89-158，2016.

（北村 佳久）

◆褥瘡

▷後ろ向きコホート研究（要因対照研究）

薬剤師の視点を生かす外用療法のフルタメソッドは褥瘡を早く治せて治療効果を向上させる

アウトカムの種類

治療効果	★
安全性	☆
人的	★
経済的	☆

Furuta K, et al：Active topical therapy by "Furuta method" for effective pressure ulcer treatment: a retrospective study. J Pharm Health Care Sci, 1：21, 2015.

研究の意義と目的

褥瘡の改善には局所の湿潤環境が必要とされ、海外では創傷被覆材が用いられるが、改善率は低い。我が国では外用薬を用いるが、基剤特性が考慮されず、主薬の十分な効果が得られていない。薬剤師による基剤特性を生かす視点により褥瘡治癒に必要な湿潤調節を適切に行うことは、主薬の効果を発揮させ円滑な治癒過程を促すと考えられる。また、高齢者の皮膚のたるみは創の変形や移動をもたらして薬剤滞留を阻害するが、それを防止するために創の固定が必要となる。これらを組み合わせることで治癒期間を大幅に短縮させることが期待できる。

そこで、このような薬剤師の視点を生かす方法（フルタメソッド）の褥瘡への効果を検討した。

方法

2010年8月～2014年7月に、参加した病院・薬局合わせて37施設で薬剤師が褥瘡治療に関わった888例を対象に、フルタメソッド及びそれ以外の治療症例について後ろ向き調査を行い解析した。その際、栄養状態の影響を排除し、純粋に局所治療の影響のみとするため、介入群（フルタメソッド）と対照群（フルタメソッド以外）に対して傾向スコア（PS）によるマッチングにより栄養指標とされるAlb値とHb値に差がないよう考慮した。

主要評価項目は①治癒期間、副次評価項目は②悪化率とした。

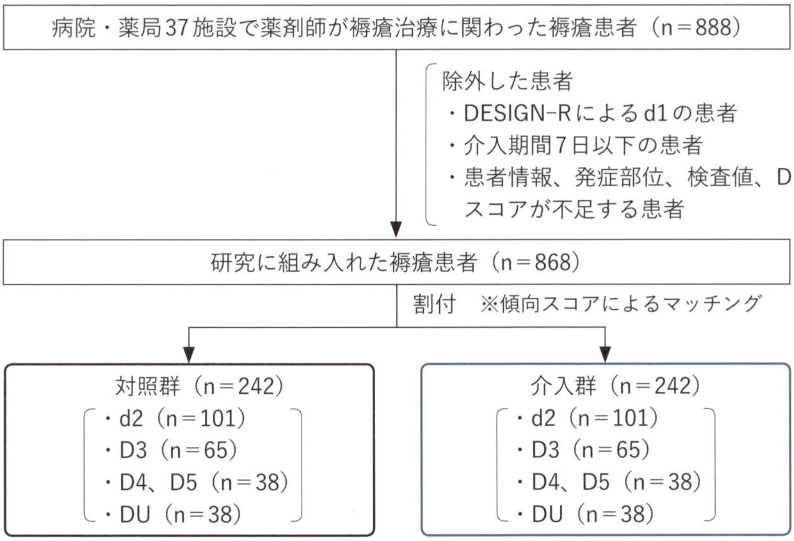

▶倫理審査

国立長寿医療研究センターの倫理・利益相反委員会の承認を得て実施。

▶PS(propensity score)

▶治癒期間の定義

治癒予測日数＝治療開始時のDESIGN-R点数÷治癒速度

治癒速度＝（治療開始時のDESIGN-R点数－関与終了時のDESIGN-R点数）÷治療に関与した日数

▶DESIGN-Rスコア

D：深さ
E：滲出液
S：大きさ
I：炎症/感染
G：肉芽組織
N：壊死組織
P：ポケット
d1：持続する発赤
d2：真皮までの損傷
D3：皮下組織までの損傷
D4：皮下組織を越える損傷
D5：関節腔、体腔に至る損傷
DU：深さ判定が不能の場合

得られたアウトカム

傾向スコアによるマッチング後、患者をDESIGN-Rのd2（n = 202）、D3（n = 130）、D4及びD5（n = 76）、DU（n = 76）に分類した。①治癒期間（日）については、介入群は対照群に比し、d2（介入群：23.6 ± 36.8、対照群：32.2 ± 16.6）、D3（介入群：46.8 ± 245.5、対照群：137.3 ± 52.7）、D4及びD5（介入群：122.5 ± 225.7、対照群：258.2 ± 92.7）、DU（介入群：78.1 ± 298.9、対照群：142.5 ± 79.4）と全ての深さにおいて有意に早期に治癒する結果が得られた。また、②悪化率も、対照群での悪化54件に対し介入群では15件と有意に減少した。

項目	介入による変化の概要	
	有意差あり	有意差なし
治癒期間 （対照群との比較、マン-ホイットニーのU検定）	d2、D3、D4及びD5、DUの治癒期間の短縮 （全てp<0.001）	
悪化率 （対照群との比較、ログランク検定）	悪化率の改善（p＝0.003）	

マン-ホイットニーのU検定

ログランク検定

研究結果の制限や今後の課題

外用薬の基剤は添加物として扱われているが、褥瘡や皮膚潰瘍などの創傷治癒における湿潤調節には主薬と同等の効果が存在する。しかし、基剤の特性に関する研究はほとんど行われておらず、この解明は外用薬の機能をより明らかにするだけでなく、基剤の適正な使用を促すために重要である。さらに、肉芽形成や上皮形成に不可欠な細胞外マトリックスに対する影響も明確にすることが、より効率的な外用薬治療を促すために必要である。

薬剤師の視点は創内の薬剤を適正な使用条件下で使用、維持されることに注目したことによる重要な視点である。そのために薬剤師の治療介入が必須になる。

●関連研究

1）溝神文博，他：高齢者褥瘡に対する薬剤師主導型の褥瘡対策チームの有用性/自己組織化マップ．日本病院薬剤師会雑誌，46（12）；1643-1646，2010.

2）古田勝経，他：医師・薬剤師・看護師による褥瘡チーム医療の経済的側面に関する考察．日本医療・病院管理学会誌，50（3）：199-207，2013.

3）Murasawa Y, et al：Ointment vehicles regulate the wound-healing process by modifying the hyaluronan-rich matrix. Wound Repair Regen, 26（6）：437-445, 2018.

●薬剤師実務に取り入れるための参考資料

4）古田勝経：褥瘡の病態評価と薬物療法─薬剤師の視点を活かす，じほう，東京，2012.

5）古田勝経，他：早くきれいに褥瘡を治す「外用剤」の使い方，照林社，東京，2013.

6）古田勝経：褥瘡治療外用剤レシピ，照林社，東京，2014.

7）古田勝経：ベッドサイドですぐ使える褥瘡治療薬ナビ─吸水・補水・保湿の視点から─，じほう，東京，2014.

8）古田勝経：これで治る！　褥瘡「外用薬」の使い方，照林社，東京，2017.

9）古田勝経：褥瘡治療薬使いこなしガイド“治らなかった褥瘡”がフルタ・メソッドで治る！，じほう，東京，2017.

10）厚生労働省：薬剤の使用方法に関する実技指導の取扱いについて〔医師法〕．医政医発0319第2号・薬食総発0319第2号，平成26年3月19日.

（古田 勝経）

◆薬局・外来

▷クラスターランダム化比較試験

薬局薬剤師がお薬手帳を用いて外来患者に関わることで、患者安全が高まる

アウトカムの種類

- 治療効果 ☆
- 安全性 ★
- 人的 ☆
- 経済的 ☆

Shoji M, et al：Effect on patient safety of brief interventions performed by pharmacists via drug profile books: VISualization of Treatment Assist by pharmacists（VISTA）project in Japan. Pharmacology & Pharmacy, 7：176-183, 2016.

研究の意義と目的

患者の服薬情報を一元的に管理することは、地域医療の安全性を向上させる上で最も重要な課題の1つである。我が国では、お薬手帳による服薬情報の一元管理が薬剤師により進められてきた。本研究では、服薬指導時におけるお薬手帳を介した患者–薬剤師間のコミュニケーションを充実させることにより、重複投与や相互作用の回避を目的とした疑義照会の件数が増えるか、また患者のお薬手帳に対する認識が変化するかを評価することを目的とした。

方法

薬局チェーン2社の65薬局を無作為に介入群と対照群の2群に分けた。試験は2015年8月24日から3か月実施し、介入群は、「お薬手帳を患者と共に確認し、併用薬等に関する会話を毎回行う」、「お薬手帳に、残薬数等に関する情報を積極的に書き込む」の2点を徹底した。さらに、介入群では毎朝ミーティングを行い、介入により防止できた重複投与等の事例について情報共有を行った。①主要評価項目は、お薬手帳の情報に基づいた疑義照会の発生割合、処方変更の発生割合、疑義照会件数に対する重複投与又は薬物相互作用に関連する照会件数の割合とした。②副次評価項目は、お薬手帳の持参割合、医師にお薬手帳を提示する割合、お薬手帳の適切な活用度合い、お薬手帳の役割認知、効用感とした。

▶倫理審査

大阪薬科大学研究倫理審査委員会の承認を得て実施。

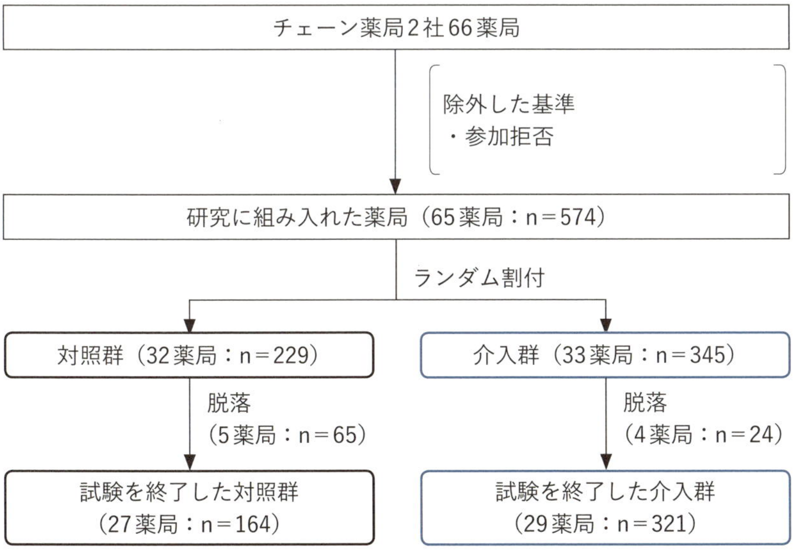

得られたアウトカム

介入群は対照群に比べ、3か月の試験期間中に発生した処方変更に至る疑義照会の発生割合が対照群0.03％に対し介入群0.04％と多い傾向が見られた（p = 0.13）。また介入群では、疑義照会のうち重複投与に起因するものの占める割合が82.4％と対照群の66.7％に比べ有意に多かった（p = 0.04）。さらに、患者が薬局にお薬手帳を持参する割合は、研究開始時には介入群（89.1％）と対照群（87.6％）で有意な差はなかった（p = 0.55）が、研究終了時には介入群が92.3％と対照群の88.5％に比べ有意に高くなった（p = 0.03）。さらに、介入群ではお薬手帳の適切な活用度合い（2冊以上のお薬手帳を併用しない等）のスコアが対照群の2.0に対し介入群では2.3と有意に高かった（p = 0.01）。

項目	介入による変化の概要	
	有意差あり	有意差なし
主要評価項目＊1 （対照群との比較、χ^2検定）	重複投与又は薬物相互作用による疑義照会割合（p＝0.01）	疑義照会率、処方変更率
副次評価項目＊2 （対照群との比較、マン-ホイットニーのU検定、χ^2検定）	お薬手帳持参割合 （12週間後：p＝0.03） お薬手帳の適切な活用度合い （12週間後：p＝0.01） お薬手帳の役割認知 （12週間後：p＝0.01）	医師にお薬手帳を提示する割合（12週間後）、効用感（12週間後）

＊1：研究期間中に応需した外来患者の全処方箋を解析対象とした。
＊2：研究期間中に同意が得られた患者（介入群321名、対照群164名）に配布・回収した調査票より得られたデータを解析対象とした。

χ^2検定

マン-ホイットニーのU検定

研究結果の制限や今後の課題

調剤報酬の改定等により、研究当時と現在ではお薬手帳の活用度合いが変化していることが考えられる。また、お薬手帳を用いたランダム化比較試験の報告はこれまでにないため、サンプルサイズの計算ができなかった点が、本研究の限界として考えられる。また、研究の性質上、選択バイアスの存在が考えられる。今後の課題としては、より長期間の介入効果の検証が考えられる。

●関連研究

1）Shoji M, et al.：How patient-pharmacist communication using the drug profile book relates to patient's behavior regarding its use. YAKUGAKU ZASSHI, 136（10）：1427-1431, 2016.

（庄司 雅紀）

◆薬局・外来

▷ランダム化比較試験

アウトカムの種類

治療効果	☆
安全性	★
人的	★
経済的	☆

長期投薬中の患者への薬局薬剤師による電話支援は、問題への早期対処、治療意欲の向上につながる

Yamamoto N, et al：Community pharmacists provided telephone treatment support for patients who received long-term prescribed medication. Integr Pharm Res Pract, 5：27-32, 2016.

研究の意義と目的

通院薬物療法中の慢性疾患患者は長期処方が多く、2～3か月ごとの調剤時の関わりだけでは薬剤師が患者の状況を把握しにくく、問題が生じた場合でも事後に知ることが多い。投薬期間中の問題に早期に対処するためには、投薬後に薬剤師が能動的に関わる機会を持つことが有用と考えられる。本研究は、投薬後の患者に、薬局薬剤師が来局時以外に電話で服薬及び治療支援を行うことの有用性を評価した。

方法

2010年9月に東京圏の6薬局を調剤で利用した者のうち、60～74歳、高血圧疾患を有しアムロジピン製剤を処方され、処方薬剤6品目以下及び処方日数28日以上、電話をかけることに同意が得られた患者を対象とした。最小化法により対照群と介入群に割り付け、対照群（n＝53）は来局時のみ支援（情報収集・指導）を行い、介入群（n＝59）はそれに加えて次回診察予定日までの間に1回（次回診察日が2か月以上先の場合は、1か月ごと）電話による支援（情報収集・指導）を実施した。試験期間は4か月間とし、記録簿を用いて、来局時と電話時に収集した情報、問題の有無、対応を記録した。評価項目は、①情報収集件数、対応の必要性が高い件数、問題解決ができた件数とした。また、②意識・行動の変化に関する調査を評価時（4か月後）に実施した。

▶**倫理審査**
昭和大学薬学部倫理審査委員会の承認を得て実施。

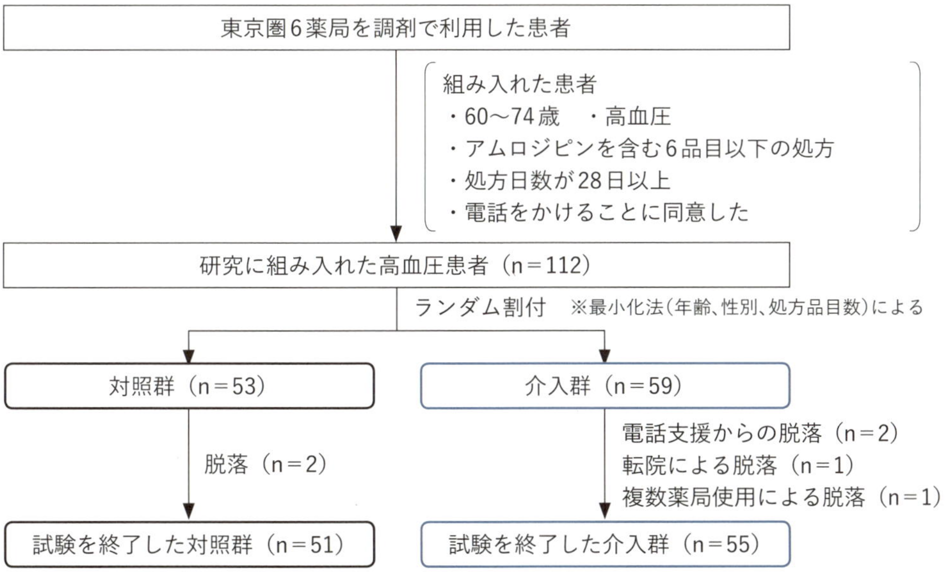

※ランダム化された試験参加者全員を解析対象とした。

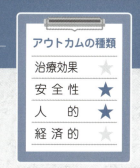

得られたアウトカム

①情報収集件数は、来局時は対照群837件（15.8件/人）、介入群935件（15.8件/人）であり、電話時の情報収集件数は介入群680件（11.5件/人）であった。情報への対応は、特に問題はなく記録のみで済んだものが多くを占めたが、指導実施件数は、対照群（157件）よりも介入群（来局時203件、電話時247件）の方が多かった。指導実施件数のうち、対応の必要性が高い（緊急性や重要性）ものは、対照群9件、介入群46件（うち電話での対応が37件）であった。試験終了時までに問題解決が確認できた件数は、対照群3件、介入群20件であった。②意識・行動の変化については、「治療への意欲が高まった」患者の割合が介入群において有意に高かった（p = 0.023）。

項目	介入による変化の概要	
	有意差あり	有意差なし
意識・行動の変化（対照群との比較、χ^2検定）	治療意欲の向上（p＝0.023）	飲み忘れの減少（p＝0.071） 運動の心がけ（p＝0.071） 食事への気遣い、飲み合わせへの注意、健康雑誌の使用、薬剤師への相談しやすさ、悩みや心配への助言の早期取得

χ^2検定

研究結果の制限や今後の課題

服薬期間中に薬剤師が能動的に関わることは、来局時のみではカバーしきれない問題に対処することができ、問題発生時の早期対応だけではなく、治療意欲の向上をもたらす可能性があることが示唆された。今後は、臨床的及び経済的アウトカムを評価するための長期的な臨床研究に発展させる必要がある。また、電話だけでなく、訪問・分割調剤などの介入又はそれらの併用、個々の状況に適した介入・指導方法などをより明確にし、薬剤師実務に生かす工夫をしなければならないと考える。

（山本 信夫）

薬剤師が訪問業務に積極的に取り組むことは、薬物治療の質を向上させる

アウトカムの種類	
治療効果	★
安全性	★
人的	★
経済的	☆

恩田光子，他：薬剤師による在宅患者訪問に係る業務量と薬物治療アウトカムの関連．
YAKUGAKU ZASSHI, 135（3）：519-527，2015.

研究の意義と目的

1992年に「居宅」が医療提供の場として法律的に位置づけられて以来、1994年には医療保険制度下での訪問薬剤管理指導、2000年には介護保険制度下での居宅療養管理指導として、薬剤師が在宅医療へ参加することが可能になった。今後、地域包括ケアシステムの中で薬剤師の役割や業務内容をより明確にし、他職種との連携を推進するためには、薬剤師が行う在宅業務が薬物治療の質を向上させているのかを検証する必要がある。

本研究では、全国調査を実施し、薬局における訪問薬剤管理指導又は居宅療養管理指導（以下、訪問業務）の業務量とアウトカムとの関連を明らかにすることを目的とした。

方法

対象は、全国の訪問業務を実施している薬局薬剤師とした。調査プロセスは2段階に分け、第1段階では日本薬剤師会会員に対して訪問業務の実施有無を問い、第2段階では、訪問業務を実施している薬局に対して調査票を送付し、訪問業務担当薬剤師へ、個々の訪問対象患者に関する回答を求めた。主な調査項目は、薬局属性、患者属性、訪問に関わる業務量（訪問頻度、居宅での実働時間）、訪問業務によるアウトカム指標（有害事象の発見有無、処方変更の有無、アドヒアランスの変化、残薬の変化）とした。調査期間は2013年1月23日～2月13日とし、回答済み調査票は返信用封筒にて回収した。

▶倫理審査
大阪薬科大学研究倫理審査委員会の承認を得て実施。

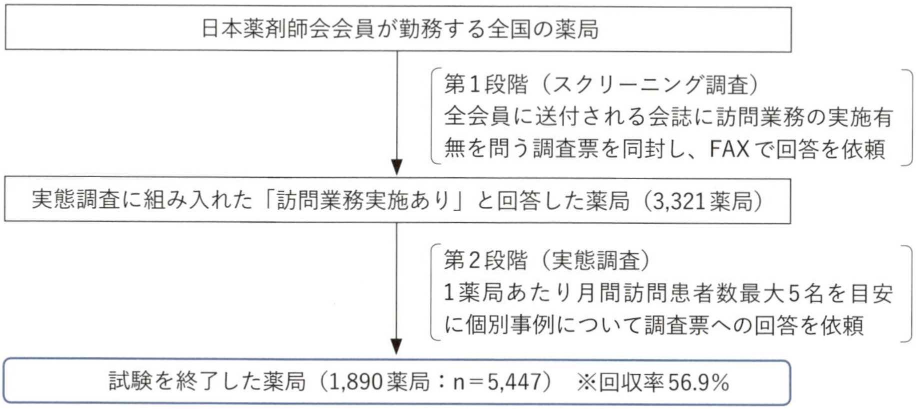
日本薬剤師会会員が勤務する全国の薬局
第1段階（スクリーニング調査）
全会員に送付される会誌に訪問業務の実施有無を問う調査票を同封し、FAXで回答を依頼
実態調査に組み入れた「訪問業務実施あり」と回答した薬局（3,321薬局）
第2段階（実態調査）
1薬局あたり月間訪問患者数最大5名を目安に個別事例について調査票への回答を依頼
試験を終了した薬局（1,890薬局：n＝5,447） ※回収率56.9％

得られたアウトカム

患者属性は、平均年齢：79.7歳（SD：13.1）、男性：37.3%であり、訪問業務の契機になった主疾患の罹患割合は、認知症：15.0%、脳梗塞後遺症：13.2%、循環器疾患：12.8%であった。

業務量の指標として、訪問頻度は「月2回程度」が62.2%、実働時間は「10～19分」が41.8%を占めた。アウトカム指標として、有害事象を発見した患者割合：14.4%（うち薬剤師の関与により改善した割合：88.1%）、問題の是正を意図した処方変更が発生した患者割合：37.1%、アドヒアランスが改善した患者割合：29.8%、残薬が減少した患者割合：41.6%であった。

業務量とアウトカムの関連については、訪問頻度（月1回以下・月2回程度・週1回以上）が高いほど、また、実働時間が長いほど、4つのアウトカム指標が良好であった。

項目	介入による変化の概要	
	有意差あり	有意差なし
有害事象の発見有無（あり・なし）（訪問頻度による分布比較：マン-ホイットニーのU検定、平均実働時間の比較：t検定）	訪問頻度増加による有害事象発見割合の増加（$p<0.001$） 有害事象発見患者での実働時間の増加（$p<0.001$）	
処方変更の有無（あり・なし）（訪問頻度による分布比較：マン-ホイットニーのU検定、平均実働時間の比較：t検定）	訪問頻度増加による問題の是正を意図した処方変更割合の増加（$p<0.001$） 処方変更患者での実働時間の増加（$p<0.001$）	
アドヒアランスの変化（改善・変化なし・悪化）（訪問頻度による分布の比較：クラスカル-ウォリス検定、平均実働時間の比較：一元配置分散分析）	訪問頻度増加によるアドヒアランス改善割合の増加（$p<0.001$） アドヒアランス改善患者での実働時間の増加 （改善-悪化：$p=0.01$、 改善-変化なし：$p<0.001$）	
残薬の変化（減った・変化なし・増えた）（訪問頻度による分布の比較：クラスカル-ウォリス検定、平均実働時間の比較：一元配置分散分析）	訪問頻度増加による残薬減少割合の増加（$p<0.001$） 残薬減少患者での実働時間の増加 （減った-増えた：$p=0.013$、 減った-変化なし：$p<0.001$）	

マン-ホイットニーのU検定

t検定

クラスカル-ウォリス検定

一元配置分散分析

研究結果の制限や今後の課題

本研究の限界として、「回収率が56.9％と高くなかった」、「本研究では、業務量とアウトカムの関連を検証することを目的とし、薬剤師の属性について情報収集していないため、薬剤師個々の経験や資質とアウトカムの関連については検討していない」、「有害事象及び原因薬剤の同定、各アウトカムの改善効果の判定は、訪問担当薬剤師の判断に委ねた」という3点を認識している。今後、同様の調査を厳密に実施するならば、客観的な指標により判定基準を明確化し、医師や他の薬剤師による第三者評価も考慮した研究デザインの構築が望ましい。

●関連研究

1) Onda M, et al：Identification and prevalence of adverse drug events caused by potentially inappropriate medication in homebound elderly patients: a retrospective study using a nationwide survey in Japan. BMJ Open, 5：e007581, 2015.
2) 恩田光子, 他：薬剤師の在宅医療サービスによる残薬解消効果. Jpn J Drug Inform, 17 (1)：21-33, 2015.
3) 恩田光子, 他：在宅患者における薬物治療に伴う副作用—全国調査からの考察—. 薬剤疫学, 21 (1)：1-11, 2016.

（恩田 光子）

アウトカムの種類
- 治療効果 ☆
- 安全性 ☆
- 人的 ★
- 経済的 ☆

薬剤師がいない二次離島で薬剤師が「お薬説明会・相談会」をすると、薬剤師への認識度が高くなる

平山匡彦，他：長崎県二次離島における医薬品適正使用の実態と情報提供に関する研究．医薬品情報学，18（2）：87-94，2016.

研究の意義と目的

二次離島（本土への直接的な移動手段がなく、薬局・薬店がないような大離島の周辺に点在する小離島）には、薬剤師という職種や存在意義が理解できない者も多い。離島・へき地における医薬品の適正使用推進のためには、薬局・薬店がなく薬剤師との接触の機会を持たない二次離島居住者に「薬剤師」という職能を認識してもらい、「かかりつけ薬剤師」を持つことのメリットについて理解を得ることが大きな課題である。そこで、二次離島居住者を対象とした「お薬説明会・相談会」（以下、説明会）を継続的に開催することで、どのように二次離島居住者の薬剤師に対する意識・要望が変化するかを調査した。

方法

長崎県の二次離島居住者を対象として2012年6月～2013年11月に説明会（約60分間）を実施し、参加者全員を対象としてアンケート調査を実施した。説明会前の「事前アンケート」調査は、説明会に初めて参加する者を対象とした。説明会終了後には「説明会終了後アンケート」調査を行った。主要評価項目は、薬剤師という職業に対する認識度（薬剤師の仕事として知っている内容）、薬剤師に対する意識（薬の説明を聞いて理解しやすい職種）、薬剤師に対して要望する内容とした。

▶倫理審査
長崎県薬剤師会倫理審査委員会の承認を得て実施。

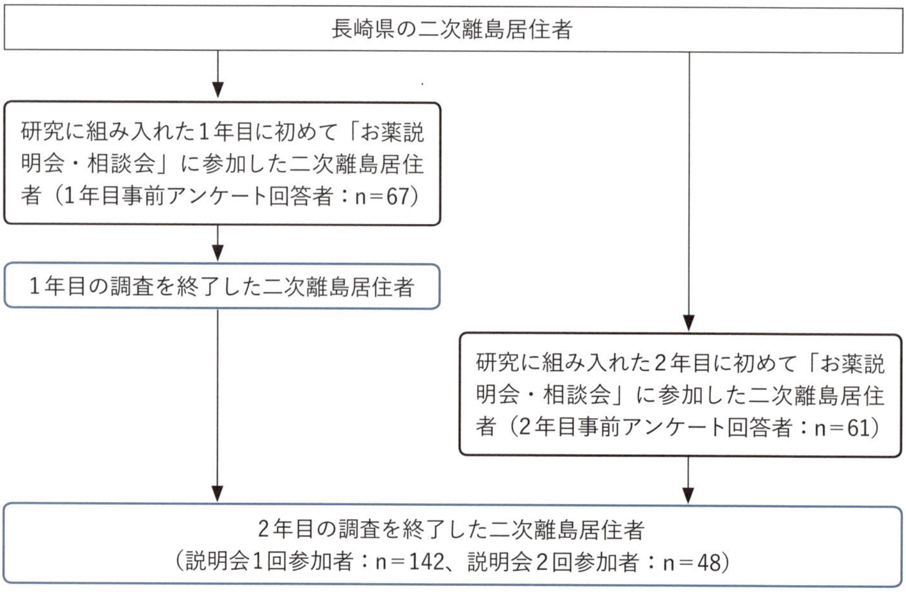

得られたアウトカム

「薬剤師の仕事として知っている内容」について質問した結果、説明会1回参加者、説明会2回参加者とも、薬剤師という職業に対する認識度は、説明会前よりも説明会終了後の方が高くなり、説明会の回数を増すほど認識度は高くなった。また、「薬剤師は知っているが仕事内容は分からない」と回答する者も、説明会前より説明会終了後の方が減少した。

薬の説明を聞いて理解しやすい職種（薬剤師に対する意識）は「薬剤師」と回答した者が、説明会前（27.3%）より説明会1回参加者（39.4%）で有意に高かった（χ^2検定、$p < 0.05$）。

χ^2検定

説明会を開催することで二次離島居住者に「薬剤師」という職種を認識させることができると示唆された。

項目	薬剤師の仕事として知っている内容（%）		
	説明会前（n＝128）	説明会１回参加者（n＝142）	説明会2回参加者（n＝48）
医師が指示した薬を患者に渡す	64.8	79.6	83.3
医師が指示した薬に間違いがないか確認する	41.4	52.1	54.2
薬の飲み合わせを確認する	42.2	52.8	50.0
一般用医薬品の相談・販売	20.3	26.1	29.2
定期的なお薬説明会を行う	11.7	26.8	37.5
学校の医薬品や保健衛生の管理	8.6	24.6	22.9
薬剤師は知っているが仕事内容は分からない	24.2	9.2	6.3
薬剤師という職業を初めて知った	5.5	3.5	0

研究結果の制限や今後の課題

本調査研究において以下の限界が考えられる。二次離島の永住者であるか、あるいは薬の使用経験（処方された薬の使用経験等）、薬剤師と接触した経験等詳細な住民背景を収集できていない。また、「事前アンケート」と「説明会 1 回参加者」、「説明会 2 回参加者」のデータがひもづけされておらず、説明会前後の変化以外の個別での変化については明確な結果を示すことができなかった。今後も、「お薬説明会・相談会」は継続し、今回の調査の限界を踏まえて新たな調査を展開する。

●関連研究
1) 平山匡彦，他：離島における一般用医薬品のインターネット購入に関する意識調査—インターネットを使用する居住者を対象として—．YAKUGAKU ZASSHI，131（5）：783-799，2011.
2) 平山匡彦，他：離島における一般用医薬品のインターネット購入に関する意識調査—インターネットを使用しない居住者を対象として—．医薬品情報学，15（2）：57-63，2013.
3) 平山匡彦，他：離島での対面調査から見えてきた一般用医薬品使用に関する実態と課題．YAKUGAKU ZASSHI，133（8）：913-922，2013.

4）平山匡彦，他：離島住民の医薬品適正使用のための、かかりつけ薬剤師・薬局定着事業の推進．公益財団法人一般用医薬品セルフメディケーション振興財団 平成27年度調査研究報告書．
5）平山匡彦，他：二次離島居宅住民の医薬品適正使用に関する薬剤師介入の効果．第51回日本薬剤師会学術大会，2018．

（平山 匡彦）

◆病院・TDM

▷後ろ向きコホート研究（要因対照研究）

薬剤師がTDMにより治療早期に介入することで、抗MRSA薬の治療効果を改善できる

アウトカムの種類

治療効果	★
安全性	★
人的	☆
経済的	☆

Okada N, et al：Clinical evaluation of pharmacist interventions in patients treated with anti-methicillin-resistant *Staphylococcus aureus* agents in a hematological ward. Biol Pharm Bull, 39（2）：295-300, 2016.

研究の意義と目的

抗MRSA薬による治療を成功させるためには、薬物血中濃度モニタリング（TDM）による治療の最適化が重要である。しかし、薬剤師が抗MRSA薬治療の早期からTDMによる介入を行い、その有用性を評価した報告は少ない。我々は、薬剤師による抗MRSA薬の初回投与量の提案、プロトコールに基づいた薬剤師による薬物血中濃度測定検査オーダーの代行入力、治療早期からの感染制御チームとの連携体制の構築を行い、薬剤師によるTDMを介した抗MRSA薬治療への早期介入を開始した。本研究は、薬剤師の治療への早期介入による臨床アウトカム評価を目的に解析を行った。

方法

2012年1月～2013年12月に徳島大学病院細胞治療センターにおいてTDMが必要な抗MRSA薬を使用した血液疾患患者145名を対象とした。対象患者を薬剤師による早期介入を開始した時点（2013年1月）で分け、対照群（n＝71）及び介入群（n＝74）とし、両群間のアウトカムを比較した。

▶倫理審査
徳島大学病院倫理審査委員会の承認を得て実施。

対照群では投与後にTDM結果に基づき投与量変更を医師に提案したが、介入群ではそれに加えて投与前に、患者背景に基づく初回投与量の医師への提案、多職種カンファレンスでの適切な投与法の提案、プロトコールに基づく検査オーダーの代行入力・確認といった早期介入を行った。

評価項目は、①抗MRSA薬の有効血中濃度達成率、②抗MRSA薬による腎機能障害発現率、③入院期間とした。また、コックス比例ハザード解析を行い、悪性リンパ腫患者における入院日数の短縮に関連する因子の同定を試みた。

徳島大学病院細胞治療センターで
TDMが必要な抗MRSA薬を使用した血液疾患患者（n＝145）

↓

対照群（期間の前半1年間）（n＝71）　｜　介入群（期間の後半1年間）（n＝74）

得られたアウトカム

介入群は対照群と比較して、抗MRSA薬の有効血中濃度達成率（対照群：55%、介入群：74%）が有意に高かった。一方で、抗MRSA薬による腎機能障害

発現率は両群間で差はなかった。また、悪性リンパ腫患者における平均入院日数は対照群の61日に対し、介入群では35日と有意に短縮した。

コックス比例ハザード解析の結果、「抗MRSA薬の有効血中濃度達成」及び「薬剤師による早期介入」の2つの因子が悪性リンパ腫患者における入院日数の短縮に関連する因子として同定された。

<table>
<tr><th rowspan="2">項目</th><th colspan="2">介入による変化の概要</th></tr>
<tr><th>有意差あり</th><th>有意差なし</th></tr>
<tr><td>抗MRSA薬の有効血中濃度達成率
（対照群との比較、χ^2検定）</td><td>有効血中濃度達成率
（p＜0.05）</td><td></td></tr>
<tr><td>抗MRSA薬による腎機能障害発現率
（対照群との比較、フィッシャーの正確確率検定）</td><td></td><td>腎機能障害発現率</td></tr>
<tr><td>入院期間
（対照群との比較、ログランク検定）</td><td>悪性リンパ腫患者の平均入院期間（p＝0.018）</td><td>全患者の平均入院期間、白血病患者の平均入院期間</td></tr>
<tr><th>項目</th><th colspan="2">関連する因子</th></tr>
<tr><td>悪性リンパ腫患者における入院日数短縮
（コックス比例ハザード解析）</td><td colspan="2">抗MRSA薬の有効血中濃度達成
（ハザード比：0.46、95％CI：0.18～0.89、p＝0.026）
薬剤師による早期介入
（ハザード比：0.43、95％CI：0.20～0.92、p＝0.029）</td></tr>
</table>

χ^2検定

フィッシャーの正確確率検定

ログランク検定

コックス比例ハザード解析

研究結果の制限や今後の課題

本解析は血液疾患患者を対象とした研究であり、抗MRSA薬を使用した全患者を対象としていないため、患者選択バイアスが存在することに留意する必要がある。TDMを介した薬剤師の介入方法は、各施設の状況を鑑みた上で柔軟に対応することが求められるが、本解析結果は、薬剤師が積極的に抗MRSA薬治療に介入することが入院期間の短縮などの治療アウトカムの改善につながることを示している。そのため、今後は薬剤師による抗MRSA薬治療への診療科横断的な介入が望まれる。

●薬剤師実務に取り入れるための参考資料

1）日本病院薬剤師会：プロトコールに基づく薬物治療管理（PBPM）の円滑な進め方と具体的実践事例（Ver.1.0），2016.

（岡田 直人、石澤 啓介）

アウトカムの種類	
治療効果	☆
安全性	☆
人的	★
経済的	☆

薬剤管理指導業務の実施は、患者の薬物治療への理解度を高め、薬を服用することへの不安を軽減し、服薬コンプライアンスを高める

恩田光子, 他：薬剤管理指導が患者アウトカムに与える効果に関する研究. 医療マネジメント学会雑誌, 5 (2)：349-353, 2004.

研究の意義と目的

病院薬剤師が実践しているファーマシューティカルケアの重点目標の1つは、服薬コンプライアンスの維持・改善である。服薬コンプライアンスに影響を与える要因として、医療提供者から患者への情報提供の不足、加齢、自覚症状や疾患に関する認識の低さ、薬の種類（数)、服薬回数、処方薬の用法や薬効に関する理解度が指摘されている。

海外で実施された介入研究[4, 5)]では、入院患者に対する薬剤師のカウンセリングが臨床検査値の改善や服薬コンプライアンスの改善に有効であることが実証されている。本研究では、入院患者を対象に、薬剤師による薬剤管理指導業務が、薬物治療に対する患者の理解度や服薬コンプライアンスなどに与える効果について検証することを目的とした。

方法

日本病院薬剤師会総務部が毎年1回実施している「病院薬剤部門の現状調査」のデータベース（2002年度版）に基づき、月間薬剤管理指導実施患者数を1日平均入院患者数で除した数値が100～130％（薬剤管理指導実施率が約50％前後に相当）の施設をリストアップし、当該施設の中から、一般病床49施設、療養病床9施設を無作為に抽出した。当該病院の薬剤師は、薬物治療が中心となる4疾患（高血圧症、気管支喘息、虚血性心疾患、糖尿病）が主疾患である入院患者のうち、薬剤管理指導を実施する患者の中から各疾患について最大5名を選定し、「患者の服薬コンプライアンス・理解度チェックシート」を用いて、治療薬に対する患者の理解度（優良～不良の4段階で順位づけ)、薬を飲むことへの不安（全く不安なし～大いに不安ありの4段階で順位づけ)、服薬コンプライアンス（全て指示通り飲んでいる～自己判断で飲んだり飲まなかったりするの4段階で順位づけ）についてヒアリングを行い、入院初回面談時と退院指導時の評価結果をウィルコクソンの符号順位検定で比較した。調査期間は2002年10月～2003年3月とし、調査票は薬剤部門で取りまとめの上、郵送にて回収した。

日本病院薬剤師会会員が勤務する薬剤管理指導業務の実施率50%前後の施設から無作為に抽出した58施設（一般病床49施設、療養病床9施設）の入院患者

↓

組み入れた患者
・高血圧、気管支喘息、虚血性心疾患、糖尿病のいずれかが主疾患
・薬剤管理指導を実施（1施設あたり最大5名を各施設で選定）

研究に組み入れた入院患者（n＝331）

↓

除外した患者
・入院初回面談時又は退院指導時の評価ができなかった患者（n＝60）

試験を終了した入院患者（n＝271）

※試験を終了した271名を解析対象とした。

得られたアウトカム

一般病床327名、療養病床4名の計331名分の患者データを回収し（回収率28.5%）、うち入院初回面談時と退院指導時いずれも評価が可能であった有効回答271名分のデータを分析対象とした。治療薬に対する患者の理解度については、薬の名前（優良：12.2%→24.8%）、薬効（優良：15.5%→35.1%）、用法（優良：23.6%→47.2%）、用量（優良：24.3%→49.1%）、注意すべき副作用・症状（優良：5.9%→18.5%）及びそれらへの対応（優良：4.4%→18.1%）の各項目について、入院初回面談時に比べて退院指導時に理解度が向上していた。服薬コンプライアンスについても入院初回面談時に比べて退院指導時に改善（全て指示通り飲んでいる：62.7%→91.5%）していた。また、薬を飲むことへの不安については、入院初回面談時に比べて退院指導時には軽減（全く不安なし：15.5%→36.9%）していた。

項目	介入による変化の概要	
	有意差あり	有意差なし
治療薬に関する患者の理解度（ウィルコクソンの符号順位検定）	薬の名前、薬効、用法、用量、注意すべき副作用・症状、注意すべき副作用・症状が出たときの対応の理解度の改善（全項目p<0.001）	
薬を飲むことへの不安（ウィルコクソンの符号順位検定）	薬を飲むことへの不安の軽減（p<0.001）	
薬の服薬状況（ウィルコクソンの符号順位検定）	服薬コンプライアンスの改善（p<0.001）	

※注意すべき副作用・症状及びその対応については各薬剤について異なり、患者の回答状況も薬剤師から指導を受けた内容により異なるため、判断は評価した薬剤師の裁量に委ねた。

ウィルコクソンの符号順位検定

研究結果の制限や今後の課題

本研究の限界として、「回収率が28.5％と高くなかった」、「各施設での入院患者の選定について、主疾患以外の選定基準（年齢、合併症の有無など）や除外基準は設けず、各施設の患者属性による判断に任せた」という2点が挙げられる。今後、同様の調査を厳密に実施するならば、入院患者の選定基準（除外基準）を施設間で統一することが望ましい。

●関連研究

1）恩田光子，他：薬剤管理指導業務が臨床アウトカムに与える影響に関する研究．病院管理，41（4）：255-262，2004.

2）恩田光子，他：病院における薬の説明に対する患者満足度に影響を与える要因に関する研究．病院管理，41（1）：7-14，2004.

●薬剤師実務に取り入れるための参考資料

3）患者の服薬コンプライアンス・理解度チェックシート（本論文に記載）

●文献

4）Al-Rashed SA，et al：The value of inpatient pharmaceutical counselling to elderly patients prior to discharge．Br J Clin Pharmacol，54（6）：657-664，2002.

5）Smith L，et al：An investigation of hospital generated pharmaceutical care when patients are discharged home from hospital．Br J Clin Pharmacol，44（2）：163-165，1997.

（恩田 光子）

アウトカムの種類

治療効果	☆
安全性	★
人的	☆
経済的	☆

薬剤師の病棟勤務時間が長いほど薬剤が関連するインシデント発生数は少ない

松原和夫，他：薬剤師の病棟勤務時間が長いほど薬剤が関連するインシデント発生数は少ない
―国立大学病院における調査．YAKUGAKU ZASSHI，131（4）：635-641，2011.

研究の意義と目的

21世紀になり、医療安全における薬剤師の評価が高まってきていた。中央社会保険医療協議会においても、薬剤師が行う薬学的管理の重要性が認識され、2010年の診療報酬改定で、病棟の専従薬剤師を評価してはどうかという論議がなされた。しかし、病棟薬剤師の評価を示す論文がないことが指摘され、2012年の改定までには薬剤師の病棟専従が病院機能を高めることを示す論文を作成する必要があった。そこで、病棟に勤務する薬剤師の時間数とインシデントの発生数について多施設での調査を行い、病棟に薬剤師が配置されることによって、安全性が向上したかどうかを検証した。

方法

42の国立大学病院及び1附置研究所の薬剤部に対して、外科系及び内科系のそれぞれ2つの病棟における2009年10月の総インシデント発生数、発生場面が「薬剤に関する項目」のインシデント（薬剤が関与するインシデント）発生数、病床数及び各病棟における薬剤師の勤務状況について調査を行った。インシデント発生数は、病院情報システムのインシデントオンラインレポーティングシステムを介して報告され、安全管理部で集計・分類されているデータを機械的に抽出するように依頼した。看護体制（7対1・10対1）に関しては、各病院のホームページから確認をした。評価項目は、インシデント発生率（50床あたりの件数）とした。

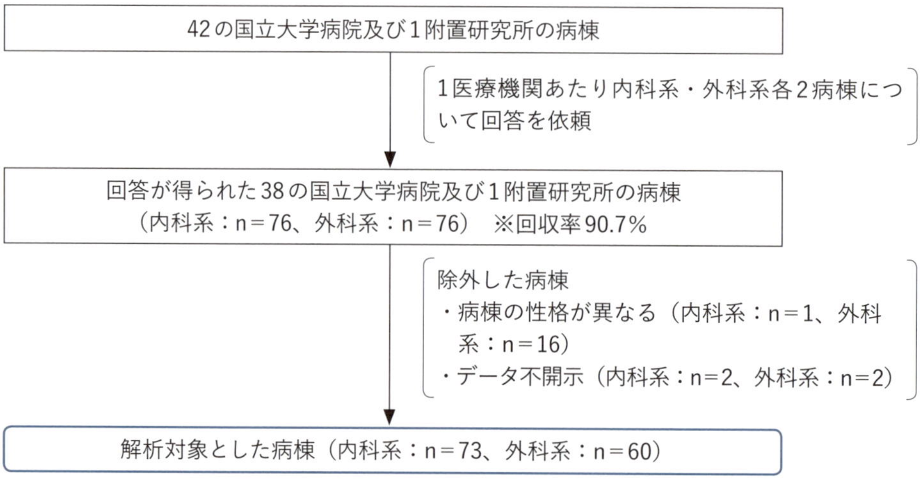
42の国立大学病院及び1附置研究所の病棟
1医療機関あたり内科系・外科系各2病棟について回答を依頼
回答が得られた38の国立大学病院及び1附置研究所の病棟
（内科系：n＝76、外科系：n＝76）　※回収率90.7％
除外した病棟
・病棟の性格が異なる（内科系：n＝1、外科系：n＝16）
・データ不開示（内科系：n＝2、外科系：n＝2）
解析対象とした病棟（内科系：n＝73、外科系：n＝60）

得られたアウトカム

内科系は73病棟を、外科系は60病棟を解析対象とした。薬剤師が病棟に駐在する時間（通常勤務時間帯の80%以上・20～80%未満、20%未満）が長いほど、薬剤が関与するインシデントの発生率（50床あたりの件数）は減少する傾向が認められた。内科系病棟における薬剤が関与するインシデント発生率と薬剤師の病棟勤務状況において、薬剤師の病棟勤務延べ時間が80%以上と20%未満についてクラスカル-ウォリス検定を行ったところ有意差が認められた。一方、外科系では、統計的有意差は認められなかった。看護体制とインシデントの発生数及び率のいずれにおいても有意な相違は認められなかった。

項目	介入による変化の概要	
	有意差あり	有意差なし
インシデント発生率（病棟勤務時間割合による比較、クラスカル-ウォリス検定）	病棟勤務時間割合増加による薬剤が関与するインシデント発生率の減少（内科系、80%以上-20%未満：p＝0.03514）	総インシデント発生率（内科系、外科系）、薬剤が関与するインシデント発生率（外科系）
インシデント発生率（看護体制による比較、クラスカル-ウォリス検定）		総インシデント発生率（内科系、外科系）、薬剤が関与するインシデント発生率（内科系、外科系）

クラスカル-ウォリス検定

研究結果の制限や今後の課題

本研究は、診療報酬上での評価の資料とするために行ったものであり、多くの制限及び課題が存在する。まず、本調査ではインシデントの質は問うていないので、どのようなインシデントが減少したかは定かではない。また、インシデントの発生時間と薬剤師の病棟駐在時間との関係は興味深いところであるが、本調査において発生時間を問わなかったのでその関係は明らかでない。今後は、さらに期間を長くした上で、インシデントの質ごとに薬剤師の病棟での勤務状況との比較が求められる。また、薬剤に関連するインシデントの発生を低下させる要因は、薬剤師以外にもたくさんあると考えられる。例えば、バーコードなどのIT技術の導入、医師数やクラークの導入状況などにも大きな影響を受ける。

（松原 和夫）

▷後ろ向きコホート研究（要因対照研究）

薬剤師が処方入力支援に介入することで処方内容及び薬剤費が適正化される

アウトカムの種類

治療効果	☆
安全性	★
人的	☆
経済的	★

小川敦，他：医療の質向上を目指した処方入力支援の実践―脳神経外科病棟における処方入力支援効果の検証並びに医師からの評価―．医療薬学，40（11）：652-659，2014．

研究の意義と目的

2010年4月に発出された医政局長通知では「薬剤の種類、投与量、投与方法、投与期間等の変更や検査のオーダについて、医師・薬剤師等により事前に作成・合意されたプロトコールに基づき、専門的知見の活用を通じて、医師等と協働して実施すること」と明示された。そこで、我々は2012年5月より新たな薬剤師業務として「定期処方事前監査業務」及び「持参薬鑑別業務」を実施してきた。本研究ではこれら処方入力支援介入効果を検証することを目的に、薬剤師が関与して修正となった処方及び修正に伴う薬剤費削減効果の調査を行った。

方法

処方入力支援を開始した2012年9月より前の期間（2012年6～8月）を対照群、後の期間（2013年6～8月）を介入群として、脳神経外科から発行された内服定期処方箋をレトロスペクティブに調査した。主な調査項目は、①医師及び薬剤師が入力した処方箋枚数及び処方件数、処方修正が発生した処方箋枚数及び処方修正件数、②処方の変更内容である。さらに、③定期処方箋の調査において、処方オーダーの修正が一切行われず、不要とされた医薬品が調剤された場合にかかる薬剤費（薬価）を算出した。

▶倫理審査
岡山大学生命倫理審査委員会の承認を得て実施。

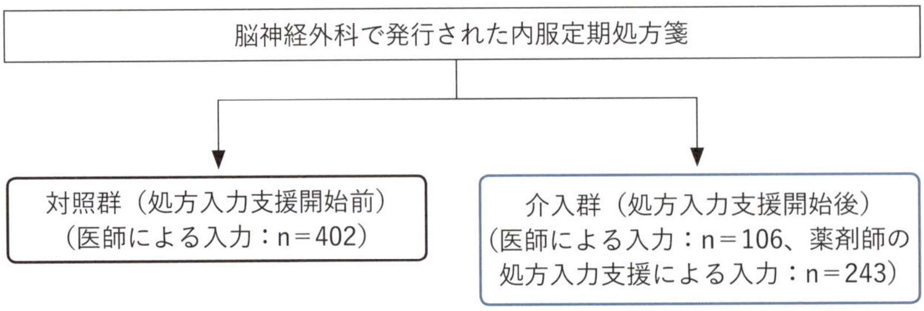

※薬剤師の処方入力支援による入力は、あらかじめ作成した「処方入力支援プロトコール」による。

得られたアウトカム

①対照群において、医師が入力した処方箋枚数は402枚（処方件数：1394件）であり、処方修正枚数は33枚、修正件数は84件であった。介入群では、医師及び薬剤師が入力した処方箋はそれぞれ106枚と243枚で合計349枚（処方件数：1005

件)、処方修正枚数は6枚、修正件数は10件であり、修正件数は対照群と比較して有意に減少した。②処方変更内容は対照群では「調剤方法の変更（一包化又は錠剤粉砕化)」が 25 件と最も多かったが、介入群では「用法・用量の変更」の1 件のみであった。③不要な薬剤費は対照群の63,733円に対し介入群では2,149円であった。

項目	介入による変化の概要	
	有意差あり	有意差なし
処方修正件数 （対照群との比較、χ^2検定）	処方修正件数の減少 （$p < 0.001$）	

χ^2検定

研究結果の制限や今後の課題

本研究では、処方継続・中止、調剤方法、剤形選択について薬剤師が主体的に判断し、医師の同意の下、処方入力支援することで処方内容の適正化が推進された。このことは医薬品による副作用発生リスクの低減並びに副作用発生時にかかる医療費を未然に削減した可能性が考えられた。すなわち、薬剤師が処方入力支援に介入することで、医療の質向上に貢献できたといえる。しかしながら、本研究は単一診療科の検証であり、他科での介入効果の検証、さらに入院期間短縮等の患者アウトカムへの影響について検証を行っていく必要がある。

●関連研究

1）川島理恵子，他：外来がん化学療法における疑義照会内容の医療経済学的検討．医療薬学，33（10）：883-887，2007.

●薬剤師実務に取り入れるための参考資料

2）土手賢史，他：糖尿病を合併した造血器悪性腫瘍患者に対するステロイド療法時の血糖管理：共同薬物治療管理下での薬剤師による処方支援の有用性．医療薬学，39（7），395-405，2013.

（北村 佳久）

アウトカムの種類	
治療効果	★
安全性	☆
人的	☆
経済的	★

集中治療室で医師と薬剤師が協働してストレス潰瘍予防薬のプロトコールを作成・導入することで、臨床的に意義のある消化管出血を減少させた

Ikemura M, et al：Reduction in gastrointestinal bleeding by development and implementation of a protocol for stress ulcer prophylaxis: a before-after study. J Pharm Health Care Sci, 1：33, 2015.

研究の意義と目的

ストレス潰瘍による消化管出血は、集中治療室のような特殊環境で生じることがしばしば問題となる。消化管出血が起こると、集中治療室における死亡率は著しく上昇することが知られているが、その予防方法はガイドライン等でも定められておらず、各医師の判断で予防薬投与の有無や方法を決定していた。そこで、救急部併設集中治療室（EICU）に常駐する薬剤師が医師と相談し、既報に基づく効果や副作用、薬価、投与方法などを考慮してストレス潰瘍予防投薬プロトコール（以下、プロトコール）を作成し、そのアウトカムを評価した。

方法

神戸市立医療センター中央市民病院のEICUに入室した患者を対象に、プロトコールを導入する前の期間（2012年1～12月）を対照群、導入後の期間（2013年1～12月）を介入群とし、プロトコール導入前後の比較を行った。患者背景、投薬患者数、投薬日数、投薬にかかった費用（薬価）、臨床的に意義のある消化管出血の有無、ICU死亡者数、ICU滞在日数は、電子カルテを用いて後方視的に調査した。主要評価項目は、臨床的に意義のある消化管出血患者数とした。

▶倫理審査
神戸市立医療センター中央市民病院の臨床研究倫理委員会の承認を得て実施。

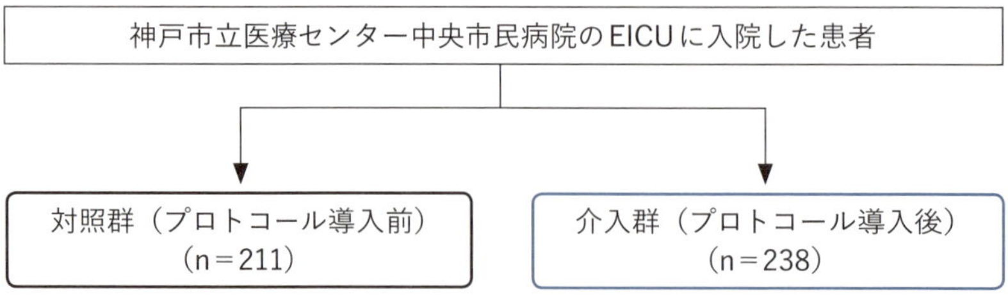

得られたアウトカム

対照群と介入群において、投薬患者数、投薬日数、投薬にかかった費用、ICU死亡者数、ICU滞在日数は同様であったが、臨床的に意義のある消化管出血の頻度は、対照群の9件（4.3％）に対し、介入群では2件（0.8％）と有意に減少した。対照群で消化管出血があった患者では、投薬の条件に合致しているにもかかわらず無投薬のケースや副作用により投薬が中断されていたケースがあったが、介入群ではこういったケースはほとんど見られず、必要な患者に確実に投薬されるようになった。

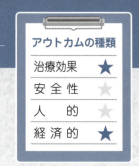

項目	介入による変化の概要	
	有意差あり	有意差なし
治療上のアウトカム （対照群との比較、χ^2検定）	臨床的に意義のある消化管出血患者数の減少 （p＝0.019）	ICU死亡者数
（対照群との比較、マン-ホイットニーのU検定）		ICU滞在日数
ICU入室期間中のストレス潰瘍予防薬の使用 （対照群との比較、χ^2検定）		投薬患者数
（対照群との比較、マン-ホイットニーのU検定）		投薬日数、投薬費用

χ^2検定

マン-ホイットニーのU検定

研究結果の制限や今後の課題

本研究は、医師と薬剤師がそれぞれの視点から診療に関わることで実施してきたが、薬剤師のICU常駐は、平日の日中のみであったため、それ以外の日や時間帯に薬剤師が投薬状況を確認し、プロトコールからの逸脱があった場合に投薬の開始・中止・変更を速やかに提案することができなかった。また、常用薬として胃酸分泌抑制薬を使用しているケースなど、プロトコールを運用する中で、プロトコールにあてはめるべきか判断に迷うケースも散見された。そういった問題が挙がるたびに、医師と議論を重ねた。

●薬剤師実務に取り入れるための参考資料

1）ストレス潰瘍予防投薬プロトコール（本論文に記載）
2）日本医療薬学会：プロトコールに基づく薬物治療管理（PBPM）導入マニュアル，2016.

（池村 舞、中浴 伸二、橋田 亨）

索引

薬ゼミファーマブック

薬剤《ヤクザイ》師《シ》実《ジツ》務《ム》のアウトカム

―薬剤《ヤクザイ》師《シ》の貢献《コウケン》を示《シメ》すアウトカム研究《ケンキュウ》を始《ハジ》めるときに読む本―

2019年10月13日　初版第1刷発行

編　集　亀《カメ》井《イ》 美《ミ》和《ワ》子《コ》

発行人　穂坂 邦夫

発行所　株式会社薬ゼミ情報教育センター

〒350-1138　埼玉県川越市中台元町1-18-1

TEL ／ FAX　049-241-5445

編集室　学校法人医学アカデミー 出版課

〒101-0054　東京都千代田区神田錦町3-12-10　神田竹尾ビル4階

TEL　03-3518-8243 ／ FAX　03-3518-8244

ISBN978-4-904517-91-8